Evelyne Laye

Easy Detox

mit Wildkräuter-Smoothies

Das 10-Tage-Programm zum
entgiften, loslassen, verjüngen

Jadebaum

Inhalt

Die Praxis

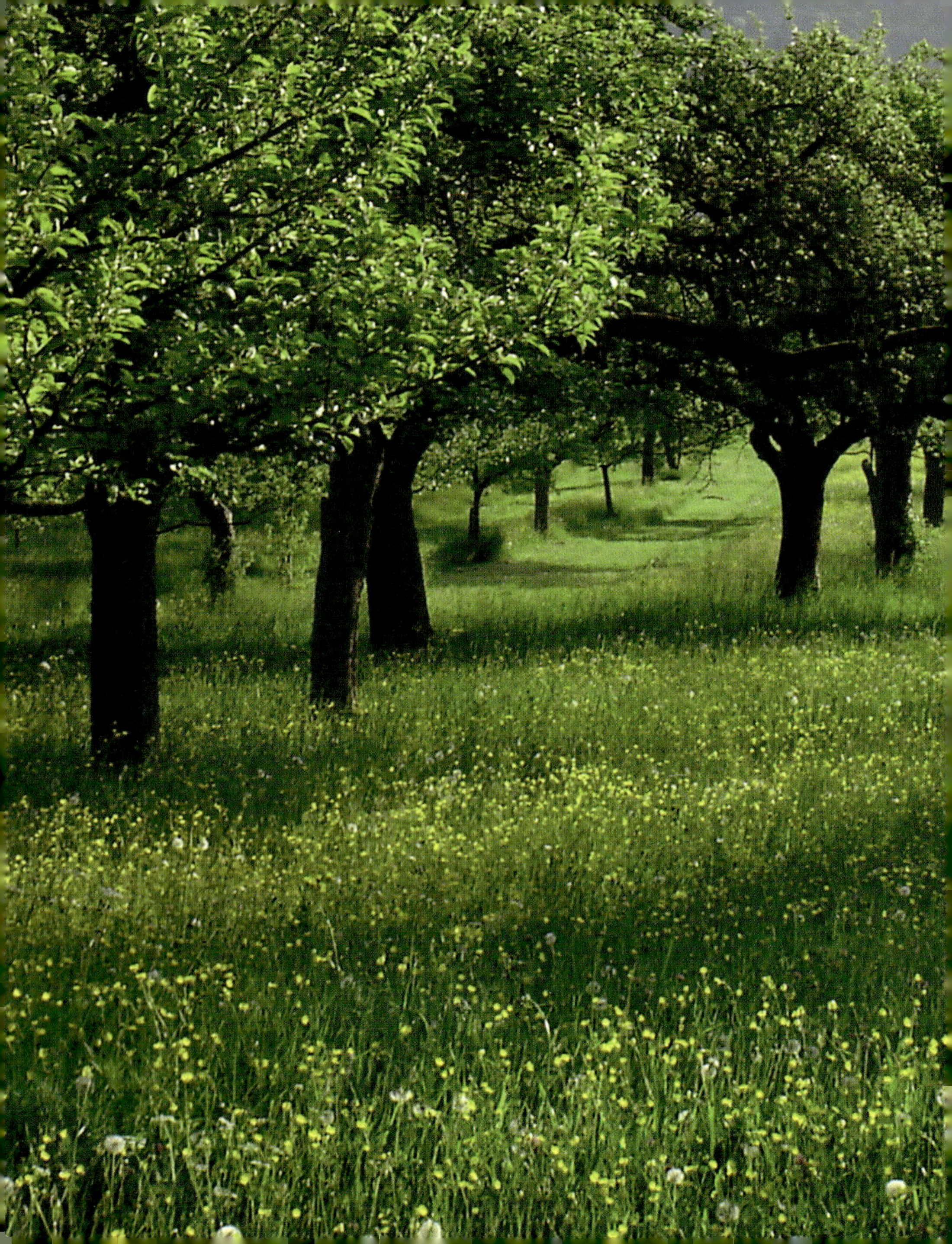

Zum Einstieg

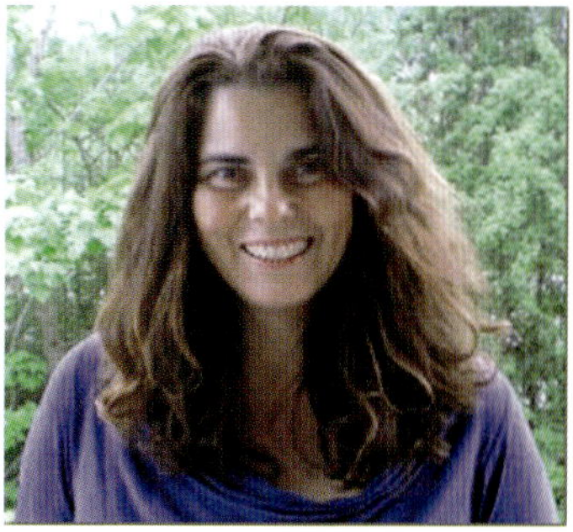

Endlich wird es wieder wärmer, die Sonnenstrahlen werden stärker und bringen die ersten Krokusse und Primeln zum blühen! Der Frühling kommt und mit ihm erwachen auch wieder unsere Lebensgeister. Wir möchten unsere Wintermäntel von uns werfen und leicht und beschwingt hinaus ins Leben tanzen. Doch meist fühlen wir uns nach dem langen Winter alles andere als beschwingt. Wir fühlen uns schwer und müde, haben im Winter vielleicht zu viel von süßen Leckereien genascht oder hängen schon zu lange nur noch auf dem Sofa herum. Das ist genau der richtige Moment, um eine Frühjahrskur mit Wildkräutern zu beginnen! Ab dem frühen März schießen die jungen Blätter der Wildpflanzen mit voller Macht aus dem Boden und schenken uns ihre heilsamen und vielseitigen Kräfte. Und sie wachsen in einer solchen Fülle um uns herum, dass es viel zu schade wäre, sich das nicht zunutze zu machen.

Mit dieser 10-tägigen Detox-Frühjahrskur werden Sie ein Stück alten Ballast los, entgiften, reinigen sich und lassen auch einige Pfunde gehen. Wildkräuter regen sämtliche Organe an, ihre Funktion zu verbessern und zu harmonisieren. Sie enthalten im Vergleich zu Kulturpflanzen ein Vielfaches an Enzymen, Mineralien, Vitaminen und anderen Stoffen; sie sind richtige kleine Kraftpakete. Mit dem täglichen Wildkräuter-Smoothie nähren Sie Ihren Körper und führen ihm geballt das zu, was er wirklich braucht, um gesund und leistungsfähig zu sein. Nach dieser Frühlingskur fühlen Sie sich leichter und befreit und gleichzeitig gestärkt und voller Energie. Ihre Haut ist frisch und strahlend und Sie fühlen sich fröhlich und entspannt.

Das Trinken von Wildkräuter-Smoothies und die anderen Anwendungen sind ganz leicht in Ihren Alltag zu integrieren und nicht besonders aufwändig, und nur wenige Veränderungen können schon eine große Wirkung entfalten. Probieren Sie es doch einfach aus!
Ich wünsche Ihnen viel Freude dabei

Evelyne Laye Tübingen im März 2015

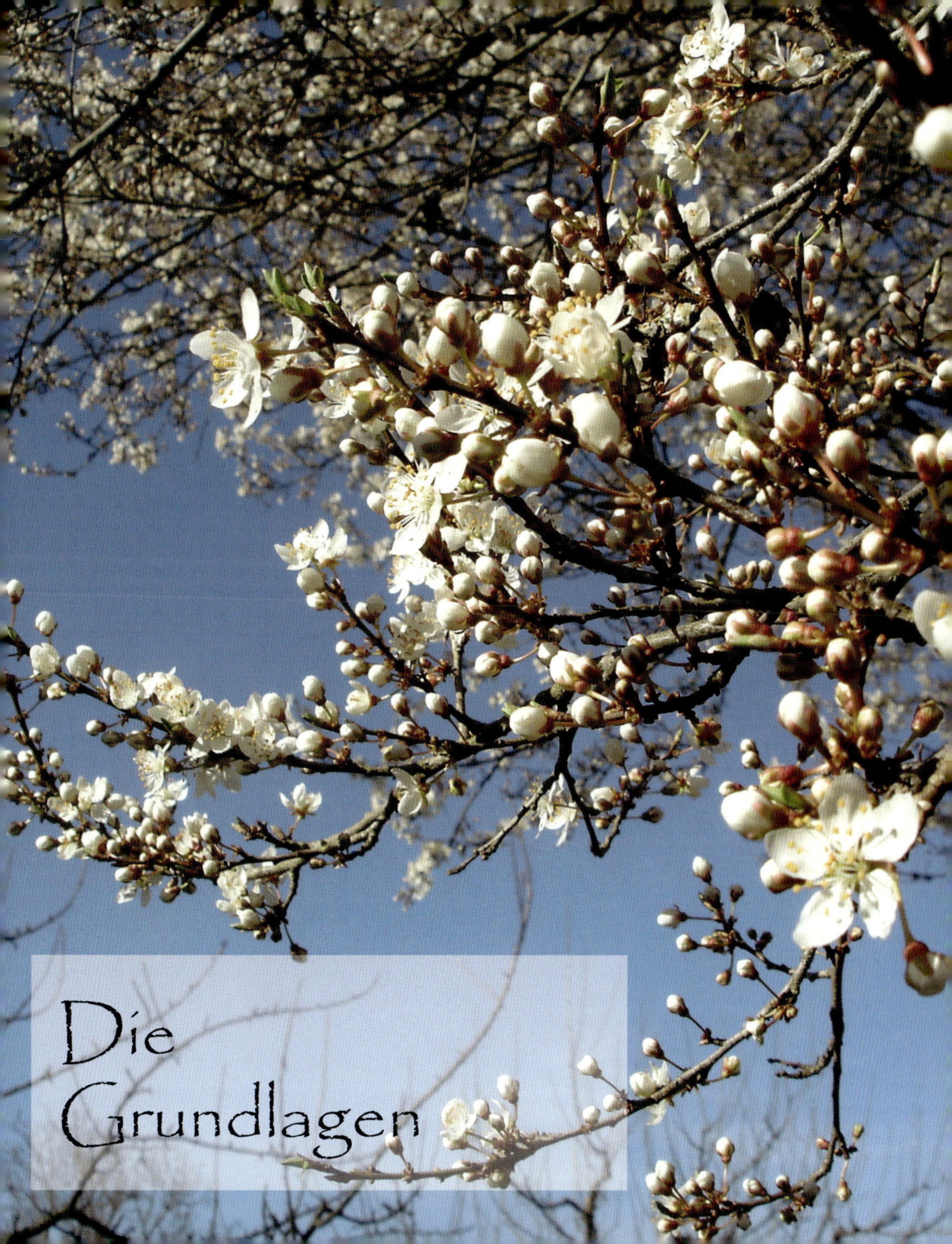

Die Grundlagen

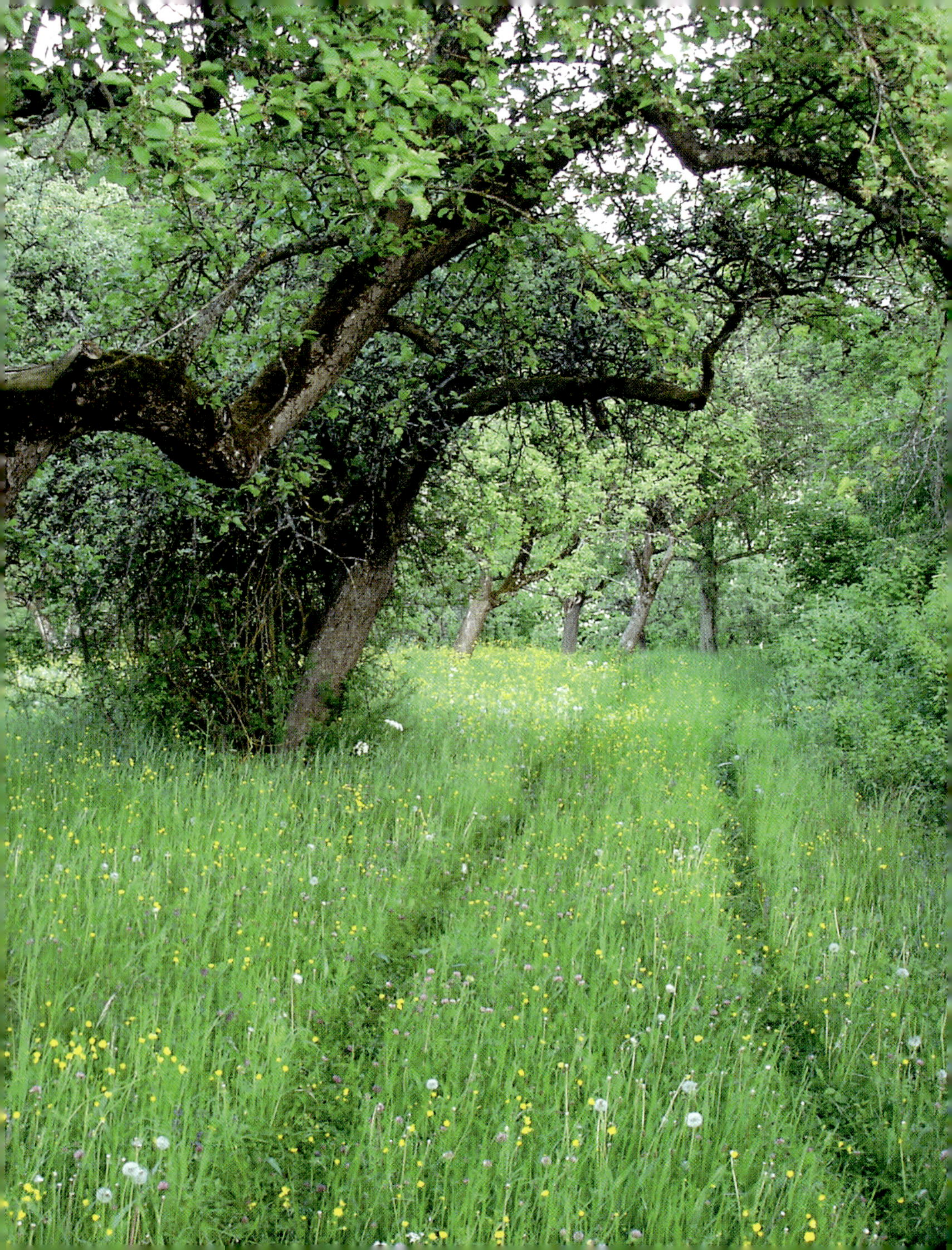

10 Tage easy Detox – Ballast loslassen macht glücklich und fit!

Zauberhafter Frühling

Erwarten Sie auch jedes Jahr wieder sehnsüchtig den Frühling? Wenn es wärmer wird und die ersten Pflänzchen verheißungsvoll ihre Köpfe heben, erwachen auch bei uns wieder neue Lebenskräfte. Manchmal lassen diese aber auch auf sich warten, denn nach dem langen Winter mit wenig Sonne sind wir oft müde und kränklich, schlecht gelaunt und ohne Energie.

Für unsere Vorfahren, die noch um die Heil- und Regenerationskraft der wildwachsenden Pflanzen wussten, war der junge Frühling die perfekte Zeit, um sich die Trägheit des Winters mit allerlei Heilpflanzen auszutreiben. Wildkräuter wie Brennesseln und Löwenzahn, die ab März überall auf unseren Wiesen wachsen, sind schon seit Jahrtausenden hoch geschätzt und durften in früheren Zeiten bei keiner Frühjahrskur fehlen. Sie reinigen das Blut, entgiften Leber und Nieren und bringen wieder die Lebensgeister in Körper und Geist zurück.

So stehen wir mit der grünen Frühjahrskur mit Wildkräuter-Smoothies in bester Tradition! Wir lassen los, was unserem Körper nicht gut tut und nähren ihn gleichzeitig mit den besten Vitalstoffen, die die Natur zu bieten hat. Der grüne Zaubertrank reinigt und entgiftet tiefgreifend und durch seine wertvollen Vitamine, Mineralien, Enzyme, sekundäre Pflanzenstoffe und Chlorophyll wird der Körper bis in jede Zelle hinein erfrischt und genährt.

Eine Detoxkur mit Wildkräutern ist ein wahrer Jungbrunnen, und schon nach wenigen Tagen fühlen Sie sich leichter, wacher, aktiver und voller Energie. Sie sehen nicht nur fantastisch aus, sondern fühlen sich auch so. Und auch für die Seele ist es eine wahre Entschlackungskur, denn Ballast loslassen macht richtig gute Laune. Easy Detox macht fröhlich und heiter und lässt Sie die Sonnenseiten des Lebens sehen.

Die grüne Frühjahrskur – so geht´s!

Der wichtigste Baustein beim Entgiften ist die Ernährung; deswegen ist es besonders wichtig, während der Frühjahrskur auf alles zu verzichten, was den Körper belastet. Fleisch, Milchprodukte, Zucker, Weizen, Weißmehl und alle verarbeiteten Lebensmittel sind für diese Zeit Tabu. Auch auf Alkohol, Kaffee, glutenhaltiges Getreide und zu viele Früchte sollten Sie besser verzichten.

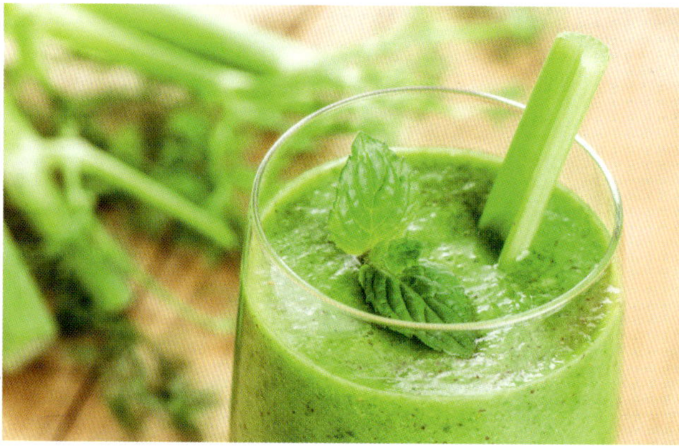

Sie trinken jeden Tag mehrere große Gläser eines leckeren Wildkräuter-Smoothies, der voll mit den besten Nährstoffen für Ihren Körper steckt. Zum Mittagessen gönnen Sie sich einen Salat mit hochwertigen Ölen. Immer wenn Sie Lust haben, können Sie kleine Stücke Rohkost wie Karotte, Sellerie oder Radieschen naschen. Am Abend sind kleine Portionen aus gedünstetem Gemüse, Hülsenfrüchten und wenig Vollkorngetreide erlaubt. Da können Sie sich eine Gemüsesuppe oder einen Linseneintopf zubereiten. Wenn Sie die Entgiftung allerdings noch mehr anregen möchten, bleiben Sie auch am Abend ausschließlich bei dem Wildkräuter-Smoothie und Rohkost.

Zusätzlich fördern Sie die Entgiftung mit leicht anwendbaren Maßnahmen wie Basenbäder oder Leberwickeln und nehmen, um eventuellen Entgiftungssymptomen vorzubeugen, Heilerde und Chlorella-Algen ein.

Ist die easy Detox Frühjahrskur anstrengend?

Entgiften ist immer ein bisschen anstrengend, aber auch nicht allzu sehr! Sie müssen wahrscheinlich Ihr Lieblingsessen streichen und fühlen sich anfangs manchmal müde, aber sehen Sie es doch einfach so: Sie haben 10 spannende Tage vor sich, in denen Sie unglaublich viel Gutes für sich tun können. Freuen Sie sich schon darauf, wie wohl und energiegeladen Sie sich bald fühlen und wie frisch und jung Sie aussehen werden. Wenn Sie wissen, wofür Sie etwas tun, können Sie auch kleine Durchhänger gut überbrücken.

Der Zeitaufwand hält sich jedenfalls in Grenzen. Sie müssen einmal im Vorfeld einkaufen gehen, um Ihre Nahrungsmittel und Sonstiges parat zu haben. Die Smoothies für den ganzen Tag sind in wenigen Minuten gemacht, und für die Anwendungen brauchen Sie eine halbe bis eine Stunde am Tag. Und den Salat und die warme Abendmahlzeit können Sie auch Ihrer Familie vorsetzen.

Allerdings sollten Sie diese Frühjahrskur nicht gerade dann machen, wenn beruflich Höchstleistungen von Ihnen gefragt sind oder ansonsten viel los ist. Sie brauchen Zeit und auch ein bisschen Muße, um zur Ruhe zu kommen, für sich zu sein, spazieren zu gehen und sich selbst zu verwöhnen.

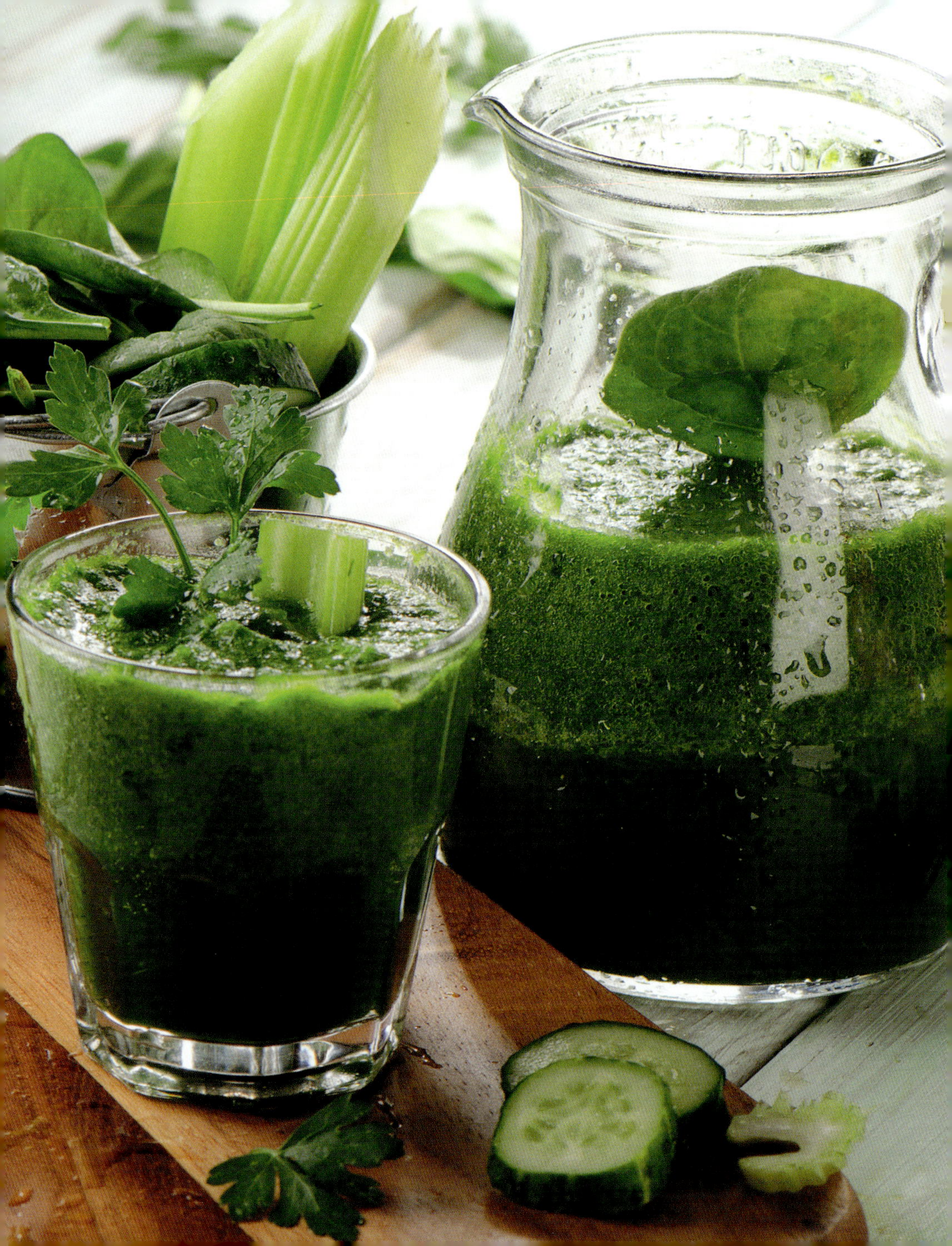

Die heilende Kraft der Wildkräuter-Smoothies

Vor zehn Jahren hätten wohl nicht sehr viele Menschen gewusst, was ein Smoothie ist. Er fristete ein kleines Schattendasein in der Welt der angesagten Getränke. Doch was ist ein Smoothie? Um einen reinen Früchte-Smoothie („smooth“ bedeutet „samtig, weich“) herzustellen, werden Früchte im Ganzen mit etwas Wasser im Mixer püriert, was ein Getränk von leicht sämiger Konsistenz ergibt – im Gegensatz zu Säften, wo der Fruchtsaft aus der Frucht herausgepresst wird und der sogenannte Fruchttrester zurück bleibt. So geht nichts von der Frucht verloren und alle wertvollen Bestandteile können voll genutzt werden. Im Jahre 2004 begann die Russin Viktoria Boutenko, nachdem sie lange nach einem Weg gesucht hatte, sich gesünder zu ernähren, zu dem Früchte-Smoothie auch grüne Blätter mit viel Chlorophyll hinzuzufügen. Sie und ihre Familie waren begeistert und erlebten vielfältige positive Auswirkungen auf ihre Gesundheit. Nachdem sie viele Menschen damit bekannt gemacht und Erfahrungen gesammelt hatte, brachte sie ihr Buch „Grüne Smoothies“ heraus, das in der Folge eine regelrechte Grüne-Smoothie-Welle auslöste, die um die gesamte Welt ging. Wie weit diese Kreise ziehen, habe ich mit Freude gesehen, als ich vor ein paar Jahren sowohl in Bolivien wie in Indien in mehreren Cafés grüne Smoothies auf der Getränkekarte fand.

Das Beste vom Besten: Wildkräuter

Noch wertvoller für uns wird der grüne Smoothie allerdings, wenn wir statt gezüchteter grüner Blätter Wildkräuter aus freier Natur hinzugeben. Die kostbaren Inhaltsstoffe der Kräuter vervielfachen die positive Wirkung der Smoothies und machen ihn zu einem wahren Power-Drink! Früchte und grüne Blätter verschiedenster Art sind unsere natürliche, in langer Zeit gewachsene Ernährungsform, die unseren Körper mit allem versorgt, was er braucht. Unsere Vorfahren haben sich jahrtausendelang von Früchten und Wildkräutern ernährt, zusammen mit Wurzeln, Samen und Nüssen und wenig Fleisch (heute wissen wir, dass wir tierisches Eiweiß, auch Fleisch, nicht benötigen, um gesund und fit zu bleiben, sondern dass es sogar eher schädlich für die Gesundheit ist).

Früchte und grüne Blätter sind auch die vorherrschende Diät großer pflanzenfressender Säugetiere wie Elefanten oder Gorillas, deren Kraft sprichwörtlich ist.

Da unsere Kulturpflanzen sich nicht „in freier Wildbahn" an ihrem Standort gegen Wind, Wetter und Konkurrenz behaupten müssen, haben sie im Laufe der Zeit viel von ihrer Widerstandskraft und Vitalität eingebüßt. Zudem führen Monokultur und Fehldüngung im Ackerbau zu ausgelaugten Böden, wodurch die angebauten Pflanzen weniger Nährstoffe enthalten als früher. Es lohnt sich also für uns, uns wieder in gewissem Maße dem Sammeln in freier Natur zuzuwenden.

Wildkräuter generell besitzen viel mehr Vitamine, Mineralien Spurenelemente und wertvolle sekundäre Pflanzenstoffe wie Bitterstoffe, ätherische Öle und Enzyme als unsere herkömmlichen Kulturpflanzen. Die allermeisten dieser Stoffe sind lebenswichtig für uns, damit unser Körper reibungslos funktioniert.

Verglichen mit z.B. dem Kopfsalat enthält die Brennessel die zwanzigfache Menge an Kalzium und Vitamin C und die siebenfache Menge an Eisen. Löwenzahn ist wohl die reichste pflanzliche Quelle an Vitamin K und enthält dreißig mal mehr Eisen als Spinat und vierzig mal mehr Vitamin A als Kopfsalat. Die ursprünglichen Wildpflanzen enthalten im Durchschnitt das Dreifache an Magnesium (die meisten Menschen in unseren Breiten leiden an einem Magnesium-Mangel, weiter hinten gehe ich noch auf Magnesium ein) und das Zehnfache an Eisen wie unsere Kulturpflanzen. Die grünen Blätter und Blüten der Wildpflanzen mit ihrer hohen Nährstoffdichte sind also richtige

Kraft- und Energiepakete und sollten eigentlich ein wichtiger Bestandteil unserer Nahrung sein.

Durch das Mixen werden die Inhaltsstoffe voll verfügbar

Doch wir sind es nicht mehr wirklich gewohnt, grüne Blätter in größeren Mengen zu uns zu nehmen; zudem schmecken gerade die Wildkräuter für viele Menschen etwas gewöhnungsbedürftig, etwas zu bitter und zu „grün", um sie mit Genuss zu essen.
Die Lösung dafür heißt püriertes Grün. Durch das feine Mixen werden die wertvollen Inhaltsstoffe der grünen Blätter aufgeschlossen und können vom Körper mit wenig Energieaufwand voll und ganz aufgenommen werden. Das entlastet die Verdauung und wird auch von Menschen, die ansonsten nach dem Genuss von Rohkost zu Blähungen und Bauchschmerzen neigen, gut vertragen. Auch nimmt das Obst oder Fruchtgemüse den Wildkräutern den herben Geschmack und macht es uns leicht, die Smoothies zu trinken.
Durch seine entschlackende Wirkung und seine vielfältigen Inhaltsstoffe ist der Wildkräuter-Smoothie wie prädestiniert für eine wirksame Frühjahrskur. Der Körper wird gereinigt und entgiftet und gleichzeitig vitalisiert und mit allem genährt, was seine Zellen benötigen. Doch der Gewinn liegt nicht nur auf körperlicher Ebene. Der Wildkräuter-Smoothie hat eine harmonisierende Wirkung auf allen Ebenen und fördert auch das seelische und geistige Wohlbefinden. Man fühlt sich rundum wohl in seiner Haut, kann besser mit Stress umgehen und ist wacher und ausgeglichener im Alltag.

Vitamine, Mineralstoffe und mehr

Die Vitamine im Smoothie sind für uns lebensnotwendige Stoffe. Alle Vitamine – außer Vitamin B12 – werden in großen Mengen von den Pflanzen selbst hergestellt. Vitamine fördern Heilungs- und Regenerationsprozesse und sind an vielen Stoffwechselvorgängen beteiligt. Sie stärken das Immunsystem und sind unverzichtbar beim Aufbau

von Zellen, Blutkörperchen, Knochen und vielem mehr. Vitamin C zum Beispiel ist ein starkes Antioxidans, das Krebserkrankungen vorbeugt, die Gefahr von Herz-Kreislauf-Erkrankungen bedeutsam senkt und weitere vielfältige Wirkungen zeigt.
Mineralstoffe wie Eisen und Zink sind für den Körper ebenfalls unabdingbar und sind an vielen verschiedenen Stoffwechselprozessen beteiligt. Unerlässlich sind sie als Gerüstsubstanz für das Bindegewebe und die Knochen und für körpereigene Enzyme und Hormone.
Des Weiteren enthalten Pflanzen verschiedene Nahrungsenzyme, die wir für einen reibungslosen Ablauf der chemischen Prozesse in unserem Körper benötigen. Beim Erhitzen der Nahrung werden diese zerstört, sie müssen also mit Rohkost aufgenommen werden.
Auch die sekundären Pflanzenstoffe der Wildpflanzen (so etwa die pflanzeneigenen Farbstoffe) sind wichtig für uns. Sie lösen verschiedene chemische Prozesse in unserem Körper aus. Sie haben zum Beispiel einen entzündungshemmenden Einfluss und wirken antioxidativ gegen freie Radikale. Es gibt noch hunderte weitere wichtige Bestandteile in den grünen Blättern der Wildpflanzen. Mit jedem Wildkräuter-Smoothie nehmen Sie einen Cocktail an unterschiedlichen sekundären Stoffen zu sich, die in Ihren Zellen ihre heilsame Wirkung entfalten.

Chlorophyll ist grünes Sonnenlicht

Grüner Pflanzenfarbstoff, Chlorophyll genannt, ist besonders wichtig für uns und eine Pflanze enthält umso mehr davon, je dunkelgrüner sie ist. Mit Hilfe des Chlorophylls können alle grünen Pflanzen aus Sonnenlicht Glukose herstellen, ein Vorgang, der ein wahres Wunder der Natur ist und Photosynthese genannt wird. Chlorophyll ist mit unserem Blutfarbstoff Hämoglobin eng verwandt und äußerst hilfreich beim Aufbau neuer Blutzellen, wodurch der Körper mit Sauerstoff angereichert wird. Er ist auch sehr wirksam bei der Neutralisierung krebserregender Substanzen und bei der Regeneration von Strahlenschäden. Dunkelgrüne Blätter mit ihrer großen Menge an Chlorophyll

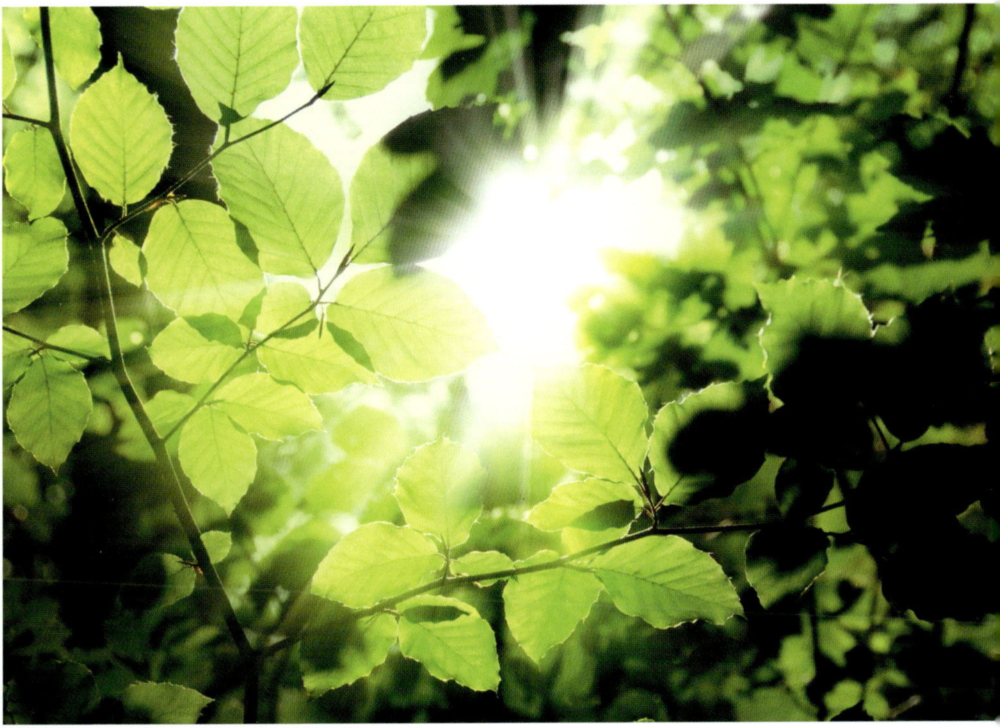

wirken somit hervorragend krebsvorbeugend. Dabei sind viele der gesundheitsfördernden Wirkungen von Chlorophyll noch gar nicht erforscht. Wildkräuter enthalten weit mehr Chlorophyll als Kulturpflanzen; besonders viel enthalten die Brennessel und der Löwenzahn.

Unsere Wildkräuter für die easy-Detox-Frühjahrskur

Wir nutzen für diese Frühjahrskur vier heilkräftige Wildpflanzen, die schon seit Jahrhunderten für ihre entschlackenden und reinigenden Eigenschaften bekannt sind, die Brennessel, den Löwenzahn, den Spitzwegerich und den Bärlauch. Alle vier finden Sie ab März reichlich auf unseren Wiesen und auch den Sommer über bis in den Spätherbst hi-

nein – außer dem Bärlauch, dessen köstliche Blätter wir nur im März und April zu uns nehmen können. Tägliche Wildkräuter-Smoothies aus Obst oder Fruchtgemüse und Wildkräutern – und ein paar Zusätzen wie z.B. ausgesuchten Gewürzen – sind das Herz und der Motor dieser Frühlingskur.
Von diesem Wildkräuter-Smoothie werden Sie ca. 1,5 bis 2 Liter täglich trinken. Doch keine Sorge: es gibt genügend Variationsmöglichkeiten, so dass es nicht langweilig werden wird, und Sie werden gewiss einige neue interessante Aromanuancen entdecken.

Entgiften im Sommer

Auch wenn ich hier von einer Frühjahrskur spreche und die Wildkräuter früh im Jahr die stärkste Wirkung haben, ist die easy Detoxkur auch bis September noch sehr wirksam. Die Wildkräuter enthalten auch im Sommer dieselben Wirkstoffe wie im Frühling, nur etwas weniger von ihnen, und der Bärlauch steht nach April nicht mehr zur Verfügung. Mit einer sommerlichen Detoxkur werden Sie ebenfalls wirksam entgiften.

Warum überhaupt entgiften?

Weil wir nicht mehr genügend frische, unbehandelte und natürlich angebaute Nahrungsmittel essen. Weil unsere Nahrung mit allerhand Nahrungsmittelsubstanzen wie Konservierungsstoffen oder Süßungsmittel angereichert ist, die die Leber überfordern. Weil wir unsere Organe durch die Zufuhr von leeren Kalorien wie Zucker oder Weißmehl belasten und übersäuern. Weil wir zu oft zu viele Medikamente einnehmen, die unsere Organe schädigen können... und ich könnte leicht noch weiter fortfahren.

Wir sind alle mehr oder weniger mit Schadstoffen belastet; das scheint eben der Preis für unsere zivilisierte Lebensweise zu sein! Doch auch wenn das erst mal recht negativ klingen mag, ist das kein Grund, den Kopf hängen zu lassen, denn es gibt durchaus einiges, was wir tun können. Wir können wieder mehr Bio-Gemüse auf dem Markt und Dinkel- statt Weizenbrot kaufen, den Pudding links stehen lassen und bei leichtem Kopfweh nicht gleich eine Schmerztablette einwerfen, sondern es erst einmal mit einer Atemübung versuchen.

Sich gesund und wohl zu fühlen ist kein Zufall, sondern das Ergebnis von vielen kleinen Entscheidungen, die jeder Mensch selbstverantwortlich für sich und seinen Körper trifft. Und diese Frühjahrskur ist eine großartige und leicht umzusetzende Möglichkeit für Sie, etwas Gutes für sich und Ihren Körper zu tun.

Das bringt Ihnen easy Detox

Wenn Sie sich 10 Tage oder länger genau an die easy Detox-Empfehlungen halten und frische Wildkräuter-Smoothies trinken, werden Sie während und vor allem danach sehr wahrscheinlich folgende Veränderungen feststellen:

Sie sind leistungsfähiger und haben mehr Energie

Während der Detox-Kur kann es sein, dass Sie durch die Entgiftung auch mal müde und schlapp sind. Doch spätestens nach diesen 10 Tagen werden Sie sich darüber freuen, wieviel mehr Energie Sie zur Verfügung haben und wie leicht Sie Ihren Alltag bewältigen können. Sie sind bewegungsfreudiger und aktiver. Sie schlafen besser und tiefer und wachen nach weniger Schlaf ausgeruht und munter auf. Viele Menschen berichten auch, dass sie mehr Lust auf Sex haben.

Ihre Gesundheit bekommt einen richtigen Schub

Durch die Detox-Kur werden so gut wie alle Ihre Organsysteme entlastet und regenerieren sich. Dadurch können Ihre Leber und Ihre Nieren wieder besser arbeiten, Ihre Verdauung normalisiert sich und Ihr Cholesterinspiegel und Blutzuckerwert sinkt. Chronische Beschwerden aller Art können sich bessern, von zu hohem Blutdruck oder Gelenkproblemen bis zu Rheuma und Gicht, Asthma oder anderen entzündlichen Erkrankungen. Ihr Immunsystem wird gestärkt und arbeitet wieder optimal. Zudem ist die Frühjahrskur die perfekte Vorbeugung von Krankheiten.

Sie nehmen mit Leichtigkeit mehrere Kilos ab

Wenn Sie sich an das Detox-Programm halten, nehmen Sie in 10 Tagen bis zu sechs Kilos ab, wovon natürlich ein guter Teil Wasser ist. Und auch wenn es gewiss nicht primär um das Abnehmen geht, ist das

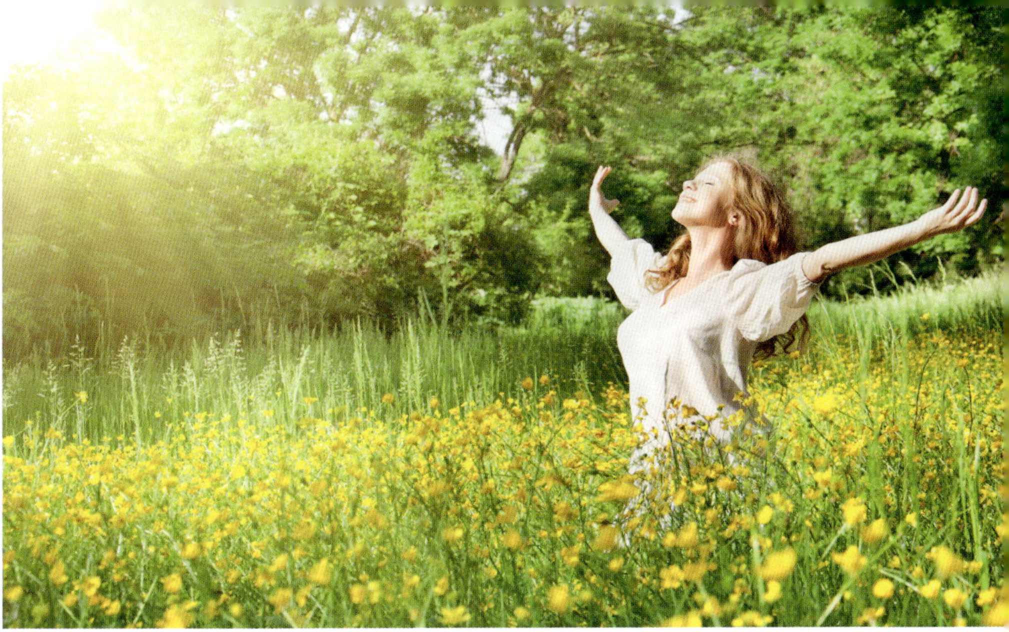

für die meisten Menschen doch eine nette willkommene Dreingabe (und für manche auch die Hauptmotivation)! Sie haben nach der Detox-Kur weniger bis keine Heißhungerattacken mehr und viel weniger Lust auf denaturierte Nahrung wie Zucker oder Weißmehl. Sie fühlen sich leichter und agiler und das macht Lust auf mehr Bewegung.

Sie sehen schöner und jünger aus

Sie fühlen sich nach der Frühjahrskur nicht nur fantastisch, sondern sehen auch so aus! Die Basenbäder und Bürstenmassagen helfen nicht nur beim Entgiften, sondern lassen die Haut auch wunderbar weich und schön werden. Da Sie einiges an Wasser losgelassen haben, ist Ihr Bindegewebe straffer und fester. Ihr Gesicht leuchtet und Sie sehen frisch und um ein paar Jahre jünger aus.

Sie sind geistig klarer und ausgeglichener

Während der Detox-Kur kann es schon mal zu Stimmungsschwankungen kommen, wenn die Toxine durch Ihren Körper kreisen. Aber das ist in der Regel schnell wieder vorbei, und danach fühlen Sie sich um so ausgeglichener und innerlich ruhiger. Der Nebel im Kopf lichtet sich und Sie sind geistig wacher und aufmerksamer und können sich länger und besser konzentrieren.

Natürlich können Sie diese Frühjahrskur auch länger machen, warum nicht 20 oder 30 Tage? So verstärken Sie die reinigende und entgiftende Wirkung. Ihre Organe haben noch mehr Zeit, sich zu erholen, und die Wildkräuter-Smoothies und das Gemüse geben Ihnen alles, was Sie für die Vitalität Ihres Körpers brauchen (nur wenn man sich langfristig vegan ernähren möchte, sollte man zusätzlich Vitamin B12 einnehmen; bei 10 oder auch 30 Tagen veganer Ernährung ist dies allerdings noch nicht nötig).
Die langfristige Wirkung jeder Entgiftungskur hängt natürlich davon ab, wie schnell man wieder in „altes Fahrwasser" zurück fällt und welche günstigen oder eher nicht günstigen Gewohnheiten man langfristig beibehält. Wenn Sie sehen, wie gut Sie sich nach dieser Frühlingskur fühlen, sind Sie ja vielleicht motiviert, einzelne Elemente zu übernehmen, wie z.B. sich jede Woche einen Wildkräuter-Smoothie zu mixen oder den Konsum von Milchprodukten etwas zu reduzieren. Auch kleine Veränderungen machen langfristig einen großen Unterschied.

Hallo Entgiftungssymptome

Wo gehobelt wird, da können auch mal Späne fallen! So kann das auch beim Entgiften sein. Dadurch, dass Sie denaturiertes Essen weglassen und vor allem leicht verdauliche Wildkräuter-Smoothies zu sich nehmen, fällt es der Leber leichter, ihre Arbeit zu tun und Gifte (Chemikalien, Schwermetalle, Medikamente, verschiedenste Toxine) aus dem Blut zu filtern. Mit der Gallenflüssigkeit gelangen diese Toxine

dann in unseren Dünndarm, wo ein Teil von ihnen wieder zusammen mit den Nährstoffen aufgenommen wird. Somit gelangen die Toxine wieder ins Blut und zirkulieren erst einmal wieder im Körper, und wir fühlen uns unwohl, sind müde und bekommen Kopfweh (dieser Ablauf wird auch enterohepatischer Kreislauf genannt).
Vor allem ist das ein Problem bei reinen Saftkuren, wenn keinerlei Ballaststoffe da sind, um die Gifte zu binden. Bei der Frühjahrskur fallen die Symptome in der Regel viel schwächer aus, da durch die grünen Blätter viele Ballaststoffe im Darm zur Verfügung stehen. Um den Abtransport der Giftstoffe über den Darm noch mehr zu unterstützen, ist es deshalb wichtig, während des Entgiftens zusätzlich adsorbierende Stoffe einzunehmen, die diese Gifte binden, wie z.B. die Algenart Chlorella oder Heilerde. Zudem ist es förderlich, viel Wasser zu trinken, um auch über die Nieren die Entgiftung anzukurbeln.
Falls doch einmal Symptome auftreten sollten, sind diese die häufigsten:

- Abgeschlagenheit
- Müdigkeit
- Kopfschmerzen
- Kreislaufprobleme
- niedriger Blutdruck
- Konzentrationsmangel
- Reizbarkeit
- leichte Sehstörungen

Das zeigt, wie stark und effektiv die Wildkräuter auf den Organismus einwirken und bis in jede Zelle hinein ihren „Hausputz“ machen. Wenn Sie sich also zwischendurch nicht ganz auf der Höhe fühlen, nehmen Sie mehr Chlorella Algen zu sich, trinken Sie viel und gönnen Sie sich viel Ruhe. Meist ist es nach ein paar Stunden schon wieder besser. Vielleicht können Sie sich sogar etwas darüber freuen, denn

Ihr Körper ist gerade dabei, sich effektiv von Altlasten zu befreien, ganz so wie er das tun soll! Nach der Frühjahrskur werden Sie – wenn dieser Ballast Ihren Körper verlassen hat – mehr Energie haben, sich wohler fühlen und frischer und strahlender aussehen.

Es ist auch völlig normal, über den Schweiß und den Atem zu entgiften, und deshalb kann es sein, dass Ihr Geruch etwas gewöhnungsbedürftig wird und Sie auch aus dem Mund riechen. Da hilft einfach Hygiene :-), öfters Zähne putzen und duschen. Und mit etwas Bewegung, viel trinken und der Einnahme von Chlorella-Algen und Heilerde die Entgiftung unterstützen.

Entgiften, loslassen, verjüngen – unsere Entgiftungsorgane

Mehrere unserer Organe sind die ganze Zeit damit beschäftigt, Nährstoffe aufzunehmen, umzubauen und die Abfallstoffe, die dabei entstehen, wieder abzugeben. Das funktioniert in der Regel reibungslos, nur wenn wir unsere Organe zu lange überlasten und zu viel Alkohol trinken, uns unnatürlich ernähren oder gar wegen unserer Amalgam-Zahnfüllungen konstant Gifte in unseren Körper abgeben, kann es sein, dass sie mit der Entgiftung nicht mehr hinterherkommen. Die Folge ist: wir sind müde und energielos, können uns nicht konzentrieren, alles fällt uns schwer und letztendlich werden wir krank. Eine Entgiftungskur wie diese Frühjahrskur mit wertvollen Wildkräutern gehört zu den besten Maßnahmen, um diesen Prozess aufzuhalten, unsere Organe zu entlasten und ihnen wieder Luft zu verschaffen.

Leber und Galle

Die anderthalb Kilogramm schwere Leber ist unser wichtigstes Stoffwechselorgan und damit verantwortlich für die Ausscheidung von 70 bis 90 Prozent aller Gifte in unserem Körper. Die Leber agiert wie eine kleine Chemiefabrik, in der jeden Tag viele Milliarden chemische Reaktionen ablaufen. Sie nimmt Nährstoffe auf, die über den Darm angeliefert werden, und stellt aus ihnen lebenswichtige Baustoffe wie z.B. Eiweiß her, das überall im Körper gebraucht wird. Sie bildet Hormone, filtert das Blut nach bestimmten Stoffen, baut Stoffwechselprodukte ab und scheidet sie über die Galle, den Darm und die Nieren

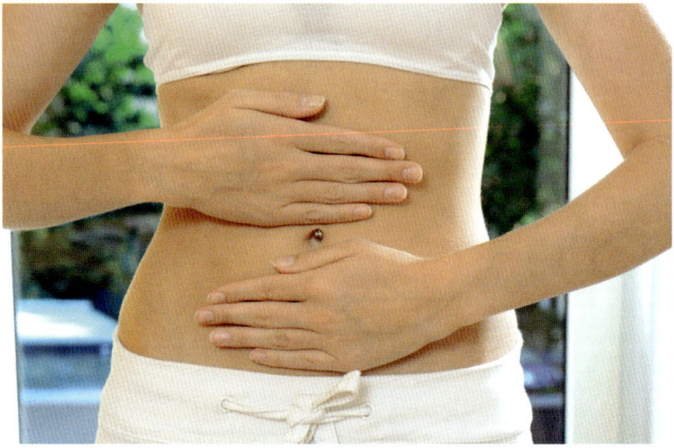

wieder aus. Diese Fähigkeit zu entgiften hängt auch von erblichen Faktoren ab, was erklärt, warum z.B. manche Menschen kaum Alkohol vertragen und andere nach einer Flasche Wein nicht einmal einen Kater bekommen. Doch die Leber ist sehr oft selbst belastet, da sie bestimmte Gifte, die nicht leicht ausgeschieden werden können, in sich speichert, damit diese nicht andere Körperteile wie das Gehirn schädigen. Die Leber produziert täglich einen Liter Galle, der Verdauungsenzyme für den Fettstoffwechsel und ebenfalls Abfallprodukte enthält, die dann an den Darm abgegeben werden.

Gift für die Leber

Die Leber arbeitet Stunde für Stunde unermüdlich für uns und ist gewohnt, einiges hinzunehmen. Doch kann es ihr auch zu viel werden und als erstes Überlastungszeichen kann die Fettleber entstehen, an der schon weit mehr als die Hälfte aller Deutschen leidet. Vor allem liegt dies am Zucker und am Weißmehl, die keinerlei Vitalstoffe mehr in sich haben und beträchtlich dazu beitragen, dass belastende Stoffe entstehen. Dies kann über die Jahre genau so gefährlich für die Gesundheit sein wie Alkohol oder Medikamente, da die Leber mehr und mehr überlastet wird. Davon merkt man selbst erst mal nichts, da die Leber selbst keine Schmerzen auslöst. Dass es ihr nicht gut geht äußert sich bei uns eher als Müdigkeit und Energiemangel.

Entgiftung fördern

Die Leber regeneriert sich unglaublich schnell und ist sehr dankbar für eine kleine Pause. Lassen Sie für eine Leberentgiftung Zucker und raffinierte Kohlenhydrate in Ihrer Ernährung weg und essen Sie frische Lebensmittel, die viele Vitalstoffe enthalten. Diese helfen, dass genügend Nachschub zur Verfügung steht, um alle Stoffe für den Körper aufzubauen; so kann die Leber effizient arbeiten. Am allerbesten sind frische bittere grüne Blätter wie Chicoree, Rucola, Endiviensalat und natürlich der Löwenzahn, der ein bekanntes Leber- und Galletonikum ist. Grundsätzlich tut der Leber auch eine Fastenkur gut, bei der man wenig oder gar nichts isst, so dass sie sich erholen kann. Leberwickel sind ebenfalls hervorragend, um die Leber zu unterstützen und die Entgiftung zu fördern.

Darm

Auch der Darm spielt eine äußerst wichtige Rolle beim Loslassen von Giftstoffen. Im Dünndarm werden die meisten Stoffe des Nahrungsbreis in die Blutbahn aufgenommen und zur Leber hingeleitet. Im Dickdarm hingegen wird der Nahrungsbrei eingedickt. Hier leben unzählige Bakterienarten, die die restlichen Bestandteile verstoffwechseln und daraus Aminosäuren, Milchsäuren und Fettsäuren bilden. Diese Zusammensetzung unserer Darmflora ist äußerst wichtig für unsere Gesundheit. Antibiotika z.B., die heute oft gewohnheitsmäßig gegeben werden, zerstören die Darmflora, behindern das Immunsystem und hemmen die Entgiftung.

Drei Viertel unseres Immunsystems befindet sich im Darm, also ist auch eine gut funktionierende Abwehr von einem gesunden Darm abhängig. Zudem nennt man den Darm auch Bauchhirn, da es hier unzählige Nervenzellen und Nervenverbindungen gibt. Im Nervensystem des Darms wird auch mehr vom wichtigen Glückshormon Serotinin hergestellt als im Gehirn selbst. Da ist es kein Wunder, dass sich Darmprobleme auf die Stimmung schlagen!

Den Darm entgiften

Viele der Giftstoffe im Darm werden leider während der Verdauung wieder aufgenommen. Heilerde oder Chlorella-Algen und einige andere Stoffe können diese Giftstoffe an sich binden und so werden sie leichter und schneller wieder ausgeschieden. Mit einer Umstellung der Ernährung – vor allem ohne Zucker (wegen möglicher Candida), ohne Fleisch, ohne Milchprodukte und ohne Gluten – wird der Darm langsam, aber sicher wieder gesünder. Bei einem trägen Darm helfen genügend Bewegung und viele Ballaststoffe, wie sie eine Ernährung mit vielen Pflanzen sicher stellt. In unserer Frühjahrskur entlasten und stärken wir den Darm mit den Wildkräuter-Smoothies, die reichlich Ballaststoffe enthalten. Um richtig durchzuputzen und die Entgiftung deutlich zu steigern, sind Einläufe sehr geeignet (und gar nicht so schlimm, wie man vielleicht denkt). Für eine sehr gründliche Darmreinigung empfiehlt sich die Colon-Hydrotherapie, für die man allerdings einen Arzt oder Heilpraktiker aufsuchen muss.

Nieren

Auch die beiden Nieren sind fleißig am Entgiften; sie brauchen nur vier Minuten, um einmal das gesamte Blut des Körpers durch sie hindurchfließen zu lassen und es dabei nach Giftstoffen und Abbauprodukten des Stoffwechsels zu filtern. Diese Stoffe werden dann mit dem Urin über die Blase abgegeben, während nützliche Stoffe und Wasser wieder ins Blut aufgenommen werden. Die Nieren regulieren zudem den Blutdruck, bilden bestimmte Hormone und regeln zusammen mit der Leber den Säure-Basen-Haushalt. Der Gebrauch von Schmerzmitteln sowie tierisches Eiweiß und Weißmehl schädigen die Nieren auf Dauer. Als erste Maßnahme ist es allerdings sehr leicht, die Nieren zu unterstützen: trinken Sie jeden Tag zwei bis drei Liter gutes Wasser. Das erleichtert den Nieren ihre Arbeit und verhindert, dass sich durch zuviel Harnstoff und Harnsäure Harnsteine bilden. Auch frische grüne Blätter – vor allem Wildkräuter und hier vor allem der Löwenzahn – unterstützen die Nieren und wirken entwässernd.

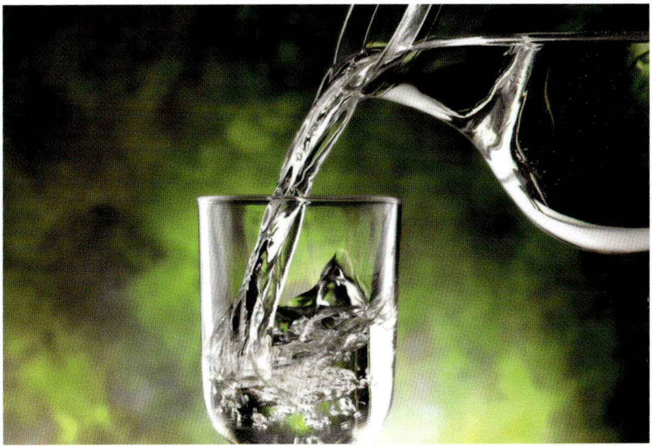

Mit viel frischem Wasser fördern Sie optimal die Entgiftung über die Nieren

Lunge

Auch die Lunge, die aus zwei Lungenflügeln besteht, ist ein hochwirksames Entgiftungsorgan. Über die Lunge nehmen wir mit jedem Einatmen Sauerstoff aus der Luft auf und geben beim Ausatmen wieder ein Abbauprodukt, das Kohlendioxyd, ab. Das sind, selbst wenn wir nur ruhig sitzen, ein Volumen von sieben Liter Luft pro Minute. Im Laufe eines Tages sind das ungeheure Luftmengen, die durch uns hindurchgehen.

Wenn wir Sport machen, braucht unser Körper mehr Sauerstoff und wir atmen tiefer und schneller. Das stärkt die Lunge und hilft, mehr Kohlendioxyd und weitere Stoffwechselprodukte auszuatmen. Immer wieder bewusst, langsam und tief einatmen und noch langsamer ausatmen ist ebenfalls hilfreich beim Entgiften und fördert innere Ruhe und Klarheit.

Haut

Meist nehmen wir unsere Haut gar nicht als eigenständiges Organ wahr, doch sie ist alles andere als nur eine einfache Hülle. Mit ihren drei verschiedenen Hautschichten und unzähligen Blutgefäßen und Nervenrezeptoren erfüllt sie viele Funktionen für uns. Sie hält unsere Körpertemperatur konstant und stellt das wichtige Vitamin D3 her. Die Haut ist durchlässiger, als es scheint und nimmt Stoffe wie z.B. Cremes auf und gibt auch verschiedenste Stoffwechselprodukte ab.
Um die Entgiftung über die Haut anzuregen, ist alles hilfreich, was ihre Durchblutung fördert. Saunagänge, Wechselduschen und Bürstenmassagen regen die Entgiftung an und wenn man beim Sport ins Schwitzen kommt, ergreift der Körper sofort die Gelegenheit und entgiftet über den Schweiß. Bei unserer Detox-Kur unterstützen wir die Entgiftung mit täglichen Bürstenmassagen und regelmäßigen Basenbädern.

Weniger ist manchmal mehr

Eine Frühjahrskur bietet die perfekte Gelegenheit, nicht nur den Körper zu reinigen, sondern auch mit mehr Achtsamkeit als sonst darauf zu schauen, was Sie in Ihren Geist und Ihre Seele einlassen.
Nicht nur das, was Sie Ihrem Körper geben, wirkt sich auf Ihr ganzes Sein aus, Einfluss haben auch die Filme, die Sie anschauen, die Bücher, die Sie lesen und natürlich die Menschen, mit denen Sie sich umgeben.
Seien Sie besonders wählerisch während der Frühjahrskur, welche Informationen Sie an sich heranlassen und von was Sie sich auf geistiger und seelischer Ebene nähren. Lassen Sie einfach alles weg, was Ihnen nicht gut tut. Vielleicht machen Sie eine kleine Nachrichtensperre während der Frühjahrskur. Verschieben Sie unangenehme Termine auf die Zeit danach. Schauen Sie sich Ihren liebsten Wohlfühlfilm an statt der angesagten schwierigen Diskussion über die politische Lage. Setzen Sie sich etwas weniger an den Computer und hören lieber schöne Musik. Gehen Sie spazieren und pflücken Kräuter oder liegen Sie auf dem Sofa und tun einfach gar nichts.
Das Zauberwort „Entschleunigung" ist momentan sehr beliebt, was für Ihre Frühjahrskur eine hervorragende Idee ist! Legen Sie Ihre Verpflichtungen so gut wie es geht auf Eis, entspannen Sie sich, genießen Sie den Moment und tun Sie möglichst nur noch, was Ihnen so richtig gut tut. Das lässt Ihren Kopf frei und Ihre Seele leicht werden!

Milch, Weizen, Zucker – nein danke!

Während unserer easy Detoxkur nehmen wir ausgewählte frische Nahrung zu uns, die uns mit allen wichtigen Nährstoffen versorgt, die unser Körper braucht. Doch noch wichtiger ist es, auch etwas wegzulassen, nämlich alles, was unseren Körper in irgendeiner Weise belastet und beschwert. Verbannen Sie bitte die folgenden Nahrungsmittel während Ihrer Frühjahrskur, und vielleicht möchten Sie auch danach den Konsum etwas einschränken?

Fleisch, Fisch und Milchprodukte

Tierische Eiweiße erhöhen den Cholesterinwert und begünstigen Herz-Kreislauf-Erkrankungen. Milchprodukte und Fleisch sind auch eine der Hauptursachen für die steigenden Krebsraten der westlichen Welt. Das ist in Hunderten von Studien einwandfrei belegt worden. In sehr geringen Maßen genossen kann unser Körper diese geballten tierischen Eiweiße einigermaßen verkraften, doch während der Frühjahrskur gönnen wir unseren Organen eine Pause, was vor allem unsere Leber und unsere Nieren freuen wird.

Viele Menschen haben Angst, dass sie nicht genug Eiweiß bekommen, wenn sie keine tierischen Produkte essen, aber in Hülsenfrüchten und bestimmten Gemüsesorten ist sogar mehr Eiweiß als in einem Steak. Für den, der noch mehr darüber wissen möchte: T. Colin Campbell hat über viele Jahre hinweg die größte Ernährungsstudie der Welt geleitet und seine Ergebnisse in dem Buch „China Study: Die wissenschaftliche Begründung für eine vegane Ernährungsweise", das äußerst lesenswert ist, dargelegt.

Zucker

Es ist nichts Neues, dass Zucker schädlich ist, und doch ist es für viele schwierig, von dem süßen Gift zu lassen. Nicht nur, weil das-

Süße uns so gut schmeckt, sondern auch, weil es in so vielen Lebensmitteln wie Ketchup, Brot, Wurst oder Fertiggerichten zu finden ist.

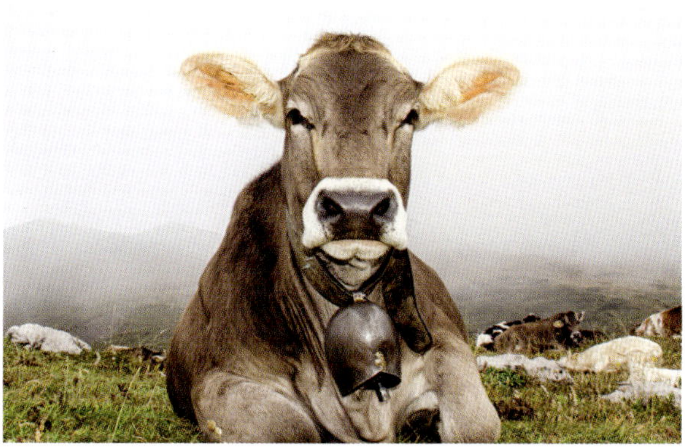

Diese Kuh hat es gut! Sie darf den Sommer im Freien auf einer Alm verbringen. Doch die meisten Kühe sehen ihr Leben lang keinen Grashalm. Auf Fleisch und Milch zu verzichten bedeutet auch nein dazu zu sagen, unsere Nutztiere zu quälen und auszubeuten. Das ist aktiver Tierschutz.

In unserem Körper wirkt es tatsächlich giftig: Zucker ist ein Vitaminräuber und lässt uns heißhungrig und müde werden. Es schießt unseren Blutzucker in die Höhe, worauf Insulin ausgeschüttet wird, was den zu hohen Blutzucker wieder senkt. Daraufhin kommt schon wieder die Lust auf Süßes und schon wieder der Heißhunger. Wenn dieser Kreislauf einige Zeit lang so weiter geht, wird der Fettstoffwechsel gestört, was unter anderem dazu führt, dass das Abnehmen sehr erschwert wird und die Chancen, an Diabetes zu erkranken, sehr ansteigen.

Zudem wird Zucker im Körper sehr sauer verstoffwechselt und belastet die Leber beträchtlich. Auch zu viele süße Früchte können zu diesen Blutzuckerausschlägen führen und den Insulinstoffwechsel belasten. Deshalb essen wir während der Detoxkur zwar Früchte, aber in Maßen; der Schwerpunkt liegt eindeutig auf den grünen Blättern.

Meiden Sie auch Süßungsmittel wie Agavendicksaft, Ahornsirup oder Honig. Da ist pure Fruktose drin, was genauso schädlich ist wie Zucker, wenn nicht sogar mehr.

Süßstoff

Finger weg von künstlichen Süßstoffen! Aspartam ist der meistgebrauchte Süßstoff weltweit und gilt als einer der schädlichsten Lebensmittelzusätze. Er wird verantwortlich gemacht für Beschwerden wie Epilepsie, Migräne, Unruhe, Tinnitus, Schwindel und viele andere mehr. Auch Aspartat, Phenylalanin, Methanol und andere Süßstoffe können die Gesundheit schwer beeinträchtigen.

Getreide

Immer mehr Menschen bekommen Probleme, wenn sie die typischen Brotgetreidesorten Weizen, Roggen und Gerste essen. Das liegt unter anderem auch am Klebereiweiß Gluten, auf das immer mehr Menschen empfindlich reagieren.
Vor allem Weizen ist inzwischen gentechnisch so verändert worden, dass nicht nur das Gluten für viele Beschwerden wie Verdauungsprobleme, Gewichtszunahme, Allergien, Entzündungen und mehr verantwortlich gemacht wird.
Wir lassen vor allem Weizen und alle glutenhaltige Getreidesorten während der Frühjahrskur weg. Wenn Sie die abgemilderte Form der Frühjahrskur mit einer warmen Abendmahlzeit machen, können Sie kleine Mengen Hirse, Buchweizen, Amarant oder Quinoa kochen. Alle anderen Getreidesorten, natürlich auch Brot, sind während der Frühjahrskur Tabu.

Getränke

Limonaden und Fruchtschorlegetränke enthalten Zucker und alle möglichen Zusatzstoffe und sind nicht geeignet für die Detoxkur. Auch Alkohol, Kaffee und Schwarztee lassen wir weg. Wenn Sie es gar nicht ohne aushalten, können Sie morgens eine kleine Tasse Tee oder Kaffee trinken. Das ist immer noch besser, als wenn Sie die Frühjahrskur gleich ganz bleiben lassen.

Fertigprodukte

Zucker und Weizen sind noch die am wenigsten schädlichen Zutaten bei Fertigprodukten. Die Zutatenliste ist meist beängstigend: Transfette, Geschmacksverstärker, Konservierungsstoffe, Aromastoffe und vieles mehr. Unser Körper ist auf diese unnatürlichen Stoffe nicht eingestellt und braucht enorm viel Energie, um sie zu verstoffwechseln. Der Nährstoffgehalt dagegen ist meist nicht der Rede wert.

Auch das bitte weglassen

Fluor

Fluor wird oft Trinkwasser, Backwaren beim Bäcker und Salz hinzugegeben. Zudem ist es so gut wie in allen Zahnpastas, um die Zähne zu härten. Jedoch gelangt es über die Lymphbahnen in die Wirbelsäule und die Gelenke und macht diese ebenfalls härter und unflexibler, was zu Arthrose und Osteoporose führen kann. Zähne und Knochen generell werden brüchiger, sie verlieren ihre Elastizität. Und nicht nur das: mindestens 15 bis 20 % aller Kinder sind durch eine Überdosierung so mit Fluor vergiftet, dass sie kleine weiße oder braune Flecken auf ihren Zähnen bekommen, die nicht mehr verschwinden.
Fluor reichert sich in der Schilddrüse an und ist mitverantwortlich für eine Unterfunktion oder stärkere Störungen der Schilddrüse. Es blockiert stark Stoffwechselvorgänge im ganzen Körper, lässt Knochen verkalken und härter werden, kann Blutzucker erhöhen, verringert die Geschmeidigkeit des Bindegewebes, steht im Verdacht, Krebs auszulösen und schädigt die Gehirnentwicklung von Kindern (Studien

zufolge entwickeln sich Kinder, die fluorhaltiges Wasser erhalten, geistig langsamer, sind verzögert in ihrer Entwicklung und weniger intelligent als eine Vergleichsgruppe). Zudem fördert Fluor die Aufnahme von giftigen Metallen in den Körper.
Inzwischen rudern einige Städte auch wieder zurück und fügen dem Trinkwasser kein Fluor mehr hinzu, da in Studien ermittelt wurde, dass die Kinder mit oder ohne Fluor gleich viel Karies hatten. Zudem gab es Hinweise, dass die Krebsrate in Städten mit fluoridiertem Trinkwasser angestiegen war. Fluor ist kein lebenswichtiges Element für uns, im Gegensatz zu Magnesium z.B. brauchen wir es nicht im Körper. Wir können vollkommen auf Fluor verzichten. Es ist pures Gift für uns.
Zum Glück ist es aber relativ leicht, Fluor aus Ihrem Leben zu verbannen. Verzichten Sie auf fluorhaltige Zahnpasta, es gibt genügend Alternativen in allen Drogerien und Apotheken. Trinken Sie kein fluoridiertes Wasser (fragen Sie notfalls bei Ihrer Stadtverwaltung nach) und vermeiden Sie alle Nahrungsmittel und Medikamente, die mit Fluor versetzt wurden.

Aluminium

Auch Aluminium gehört zu denjenigen Toxinen, die sich reichlich in unserem Alltag finden und uns schädigen können. Es gibt immer mehr Hinweise darauf, dass Aluminium zu Nervenschädigungen und zu Alzheimer oder anderen Formen von Demenz führen kann. Im Moment leiden über 35 Millionen Menschen daran, und den Prognosen zufolge steigt diese Zahl äußerst schnell an. Das liegt vor allem an der großen Zahl an Neuerkrankungen in den Entwicklungsländern, die ihre bisherigen Lebensgewohnheiten der westlichen Lebensweise angepasst haben. Z.B. trinken sie soft drinks aus aluminiumhaltigen Dosen und kochen mit billigem Aluminiumgeschirr.
Ein ernster Hinweis darauf, dass Aluminium Demenz fördert, ist, dass man im Gehirn von Menschen mit Alzheimer nicht aufzulösende ei-

weißhaltige Ablagerungen, die Aluminium enthalten, gefunden hat. Verschiedene Studien liefern deutliche Hinweise für den Zusammenhang von Alzheimer und Aluminium. Außer zu Hirnschädigungen führt Aluminium auch zu Osteoporose und Depressionen und verstärkt die toxische Wirkung von Quecksilber um ein Vielfaches.

Wenn aber das Bewusstsein dafür erwacht ist, ist es nicht so schwer, Aluminium zu vermeiden. Nutzen Sie ausschließlich Deos ohne Aluminium; bei Deos ist es besonders schädlich, da sich in der Achselhöhle eine große Anzahl von Lymphknoten befinden, die das Aluminium sofort weiterleiten, auch in das Gehirn; auch Brustkrebs wird damit in Verbindung gebracht.

Nutzen Sie nur Pfannen und Töpfe ohne Aluminium, da es beim Erhitzen freigesetzt werden kann. Trinken Sie keine Getränke aus Dosen. Benutzen Sie keine Alufolie in Ihrer Küche und lecken Sie nicht den aluminiumhaltigen Deckel von Ihrem Joghurt ab, denn dabei bekommen Sie immer eine kleine Dosis Aluminium. Das sind einfache Maßnahmen, die leicht umzusetzen sind und langfristig wirklich helfen.

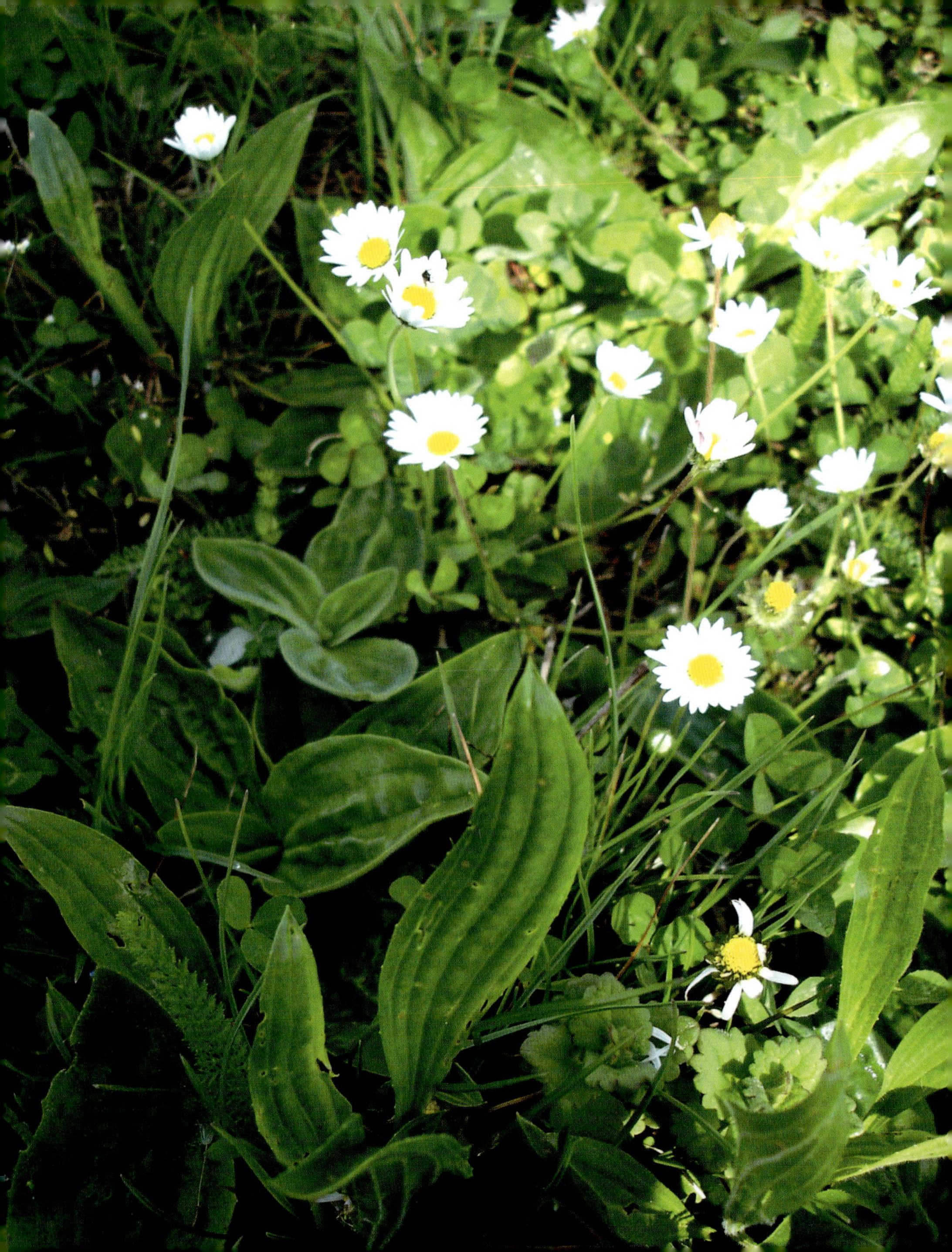

Die vier Wildkräuter für unsere Frühjahrskur

Über das Ernten und Sammeln

Die Natur schenkt uns in Fülle die Wildkräuter, die wir für diese Frühjahrskur verwenden, nämlich die Brennessel, den Löwenzahn, den Spitzwegerich und den Bärlauch. Vermutlich kennen Sie die meisten dieser Kräuter schon, auch wenn Sie vielleicht noch nicht wissen, was alles an wertvollen Inhaltsstoffen in ihnen steckt. Sie haben alle umfassende Heilkräfte und kommen so zahlreich vor, dass Sie sie leicht finden und bestimmen können.

Diese vier Wildkräuter können Sie in der Regel alle ab Ende Februar oder Anfang März ernten, wenn die Pflanzen frisch austreiben. Abgesehen von dem Bärlauch finden Sie die Brennessel, den Löwenzahn und den Spitzwegerich das ganze Jahr über bis in den November hinein, doch im Frühling von März bis Juni, wenn die ganze Kraft der Pflanzen förmlich in ihren Blättern explodiert, sind die Wildkräuter besonders inhaltsreich und wertvoll für uns.

Auch wenn die Pflanzen leicht zu bestimmen sind, achten Sie bitte darauf, dass Sie nur Pflanzen pflücken, die Sie sicher erkennen. Fast alle Pflanzen auf unseren Wiesen sind essbar, aber es gibt eben doch ein paar Ausnahmen, die uns gefährlich werden können. Vor allem beim Bärlauch ist es wichtig, ihn genau zu bestimmen (dazu mehr in dem Kapitel über Bärlauch).

Beachten Sie bitte Folgendes beim Wildkräuter ernten: pflücken Sie sie nicht an stark befahrenen Straßen; Sie wollen ja nicht die Rückstände der Autoabgase mittrinken. Machen Sie einen Bogen um gedüngte Wiesen und auch Feldränder, an denen Getreide wächst, sind

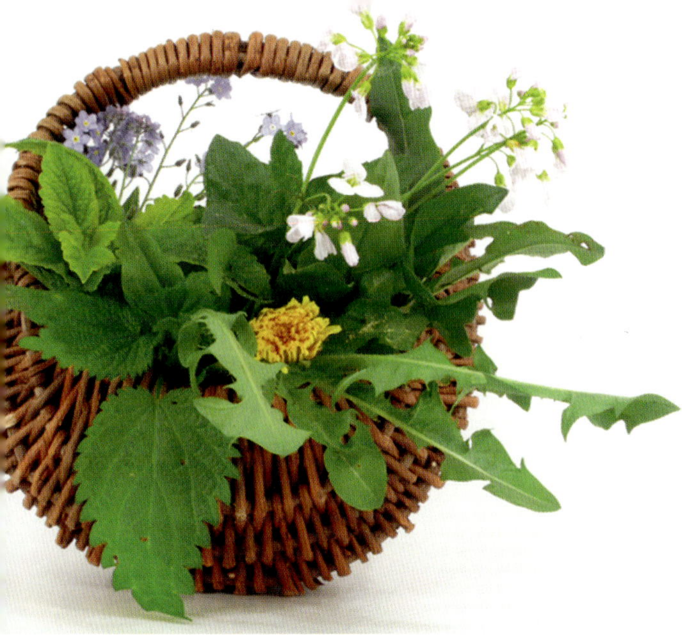

oft mit Pflanzenschutzmitteln verpestet und sind deshalb ungeeignet zum pflücken. Wiesen, an denen Hunde oft Auslauf bekommen, aus offensichtlichen Gründen ebenfalls.

Wenn Sie die Augen offen halten, werden Sie mit der Zeit Ihre Plätze finden, an denen Sie unbelastete Kräuter pflücken können. Eine gute Ernte versprechen ungedüngte Streuobstwiesen, ruhige Wald- und Wiesenwege und natürlich auch Natur- und Landschaftsgebiete, in denen die Pflanzen oft besonders kräftig wachsen.

Graben Sie nicht die ganze Pflanze aus, sondern pflücken Sie von jeder Pflanze einige Blätter, so dass sie weiter gedeihen kann. Dabei sind die jungen zarten Blätter die besten Teile, die Sie vorsichtig abzupfen können. Das kann man ganz gut mit der Hand machen, aber Sie können auch eine Schere benutzen. Für die Brennessel können Sie einen leichten Handschuh nehmen, ansonsten „verbrennen“ Sie sich leicht die Finger. Plastiktüten sind eher ungeeignet, um die Wildkräuter zu transportieren; in einer Stofftasche oder einem Korb liegen die Kräuter luftig und schwitzen nicht.

Die beste Tageszeit zum Pflücken ist der Morgen oder der späte Nachmittag. Am besten sollten die Kräuter nicht mehr nass sein vom Tau, außer man verarbeitet sie wirklich sofort. In der heißen Mittagssonne hingegen sind die Kräuter oft etwas schlapp.

Wir nutzen mit den vier Wildkräutern die Königinnen unter den Heilkräutern für unsere Frühjahrskur, doch natürlich gibt es noch viel mehr Wildpflanzen mit heilkräftigen Eigenschaften. In meinem Buch „Wildkräuter-Smoothies – Pure Kraft aus der Natur“ beschreibe ich insgesamt 15 der häufigsten und heilenden Wildpflanzen. Doch auch das ist nur ein winziger Ausschnitt, denn eigentlich gibt es Hunderte mehr in unseren Breiten. Für eine Frühjahrskur ist es jedoch unpraktisch und aufwändig, sich mit so vielen Pflanzen zu beschäftigen. Die Brennessel, der Löwenzahn, der Spitzwegerich und der Bärlauch sind in der Volksmedizin schon seit Jahrhunderten bekannt für ihre reinigende und stärkende Kraft im Frühling und gehören zu den vielseitigsten und stärksten Pflanzen.
Genießen Sie die Zeit, in der Sie in der Natur sind und die Wildkräuter suchen. Es ist einfach ein befriedigendes Gefühl, wenn man einen Teil seiner Nahrung selbst in freier Wildbahn pflückt und sich selbst ganz unmittelbar um seine Bedürfnisse kümmert. Machen Sie sich auch bewusst, dass Sie die Pflanzen so frisch bekommen wie sonst nirgendwo, und Sie sich sicher sein können, dass sie weder genmanipuliert noch mit Insektiziden behandelt sind. Wildpflanzen haben immer beste Bioqualität.

Die Kräuter aufbewahren

Am besten pflücken Sie jeden Tag Ihre Kräuter frisch für Ihren Smoothie, aber wenn das nicht möglich sein sollte, können Sie sie auch alle zwei Tage pflücken gehen und die jeweilige Smoothie-Menge für zwei Tage herstellen. Wenn Sie die Wildkräuter nicht sofort verbrauchen, stellen Sie sie in ein Wasserglas, so halten sie sich noch ein bis zwei Tage frisch. Eine andere Möglichkeit ist, sie in ein feuchtes Tuch einzuschlagen und in den Kühlschrank zu legen. Für bis zu vier Tagen bleiben sie dort einigermaßen knackig, bevor sie in den Mixer wandern. So kann es für die Frühjahrskur genügen, nur drei oder vier Mal Kräuter pflücken zu gehen.

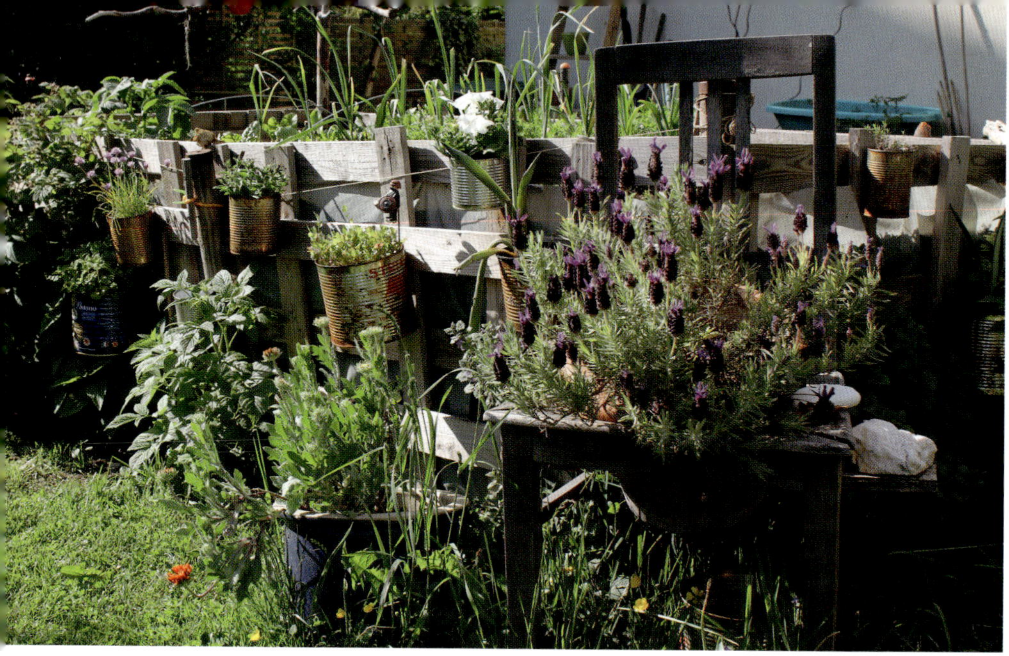

Vor dem Hochbeet finden sich Brennesseln und Löwenzahn, im Hochbeet wachsen Mangold und Petersilie als leckere Zutat für den Smoothie

Manche Kräuter kann man auch gut einfrieren, wie z.B. den Bärlauch. Wenn man das sofort nach dem Pflücken macht – die Kräuter sollten dabei völlig trocken sein – dann bleiben die meisten Vitamine und Inhaltsstoffe erhalten, obwohl der Geschmack ein bisschen darunter leidet. Auch das Trocknen bewahrt die Inhaltsstoffe der Kräuter gut, was eher für die Brennessel und den Löwenzahn geeignet wäre. Den Spitzwegerich kann man ebenso gut trocknen wie einfrieren. Das ist eine wunderbare Möglichkeit, sich mit Kräutertees und Smoothies für die Winterzeit zu versorgen.

Am besten mundet der Smoothie allerdings mit frisch gepflückten Wildpflanzen, die man noch an dem Tag des Pflückens verarbeitet. Aber bevor Sie Ihre Frühjahrskur schon abblasen möchten, weil Sie nur selten zum Pflücken kommen, behelfen Sie sich mit dem Aufbewahren im Kühlschrank oder Eisfach. Das wird Ihre Frühjahrskur nur wenig beeinträchtigen.

Wildkräuter aus eigenem Garten

Das ist natürlich die optimale Quelle. Am allerbesten reservieren Sie einen Teil Ihres Gartens für die Wildkräuter-Ernte. Damit Sie über das Jahr genug Wildkräuter haben, genügen ungefähr zehn qm Wiese, die Sie nicht regelmäßig mähen, sondern nur zwei Mal im Jahr sensen. Wenn Sie nur die Frühjahrskur mit den Kräutern machen möchten, genügt es auch, nur im Frühjahr etwas weniger zu mähen. So haben Sie immer frische grüne Blätter zur Verfügung (außer dem Bärlauch, der natürlicherweise nicht auf einer normalen Wiese vorkommt; ihn können Sie aber an einem schattigen Platz in einer Ecke Ihres Gartens ansiedeln.)
Sie können die Samen der Wildkräuter auf Ihrer Wiese verstreuen und im nächsten Jahr darauf warten, dass eine Fülle an Wildkräutern Ihre Wiese bereichert. Ein schöner Brennesselbusch am Gartenrand versorgt Sie das ganze Jahr mit frischem Grün. Wahrscheinlich werden Sie aber sowieso schon ein paar der hier vorgestellten Kräuter im Garten haben, die gemeinhin als lästiges Unkraut gelten, wie z.B. den Löwenzahn. Ernten Sie regelmäßig und werfen Sie das „Unkraut“ in den Mixer, anstatt es zu jäten, dann haben Sie immer genügend Nachschub.

Zum Fuchsbandwurm

Manche Menschen haben Angst, sich durch die Wildkräuter mit dem Fuchsbandwurm anzustecken. doch infiziert werden nur sehr wenige Menschen in Deutschland, und diese sind fast durchweg Förster oder Waldarbeiter, die über ihre infizierten Hunde angesteckt wurden. Die Gefahr ist also äußerst gering. Wenn Sie trotzdem sicher gehen möchten, sammeln Sie nur in Ihrem eigenen Garten und waschen Sie die Kräuter gründlich nach dem Sammeln.

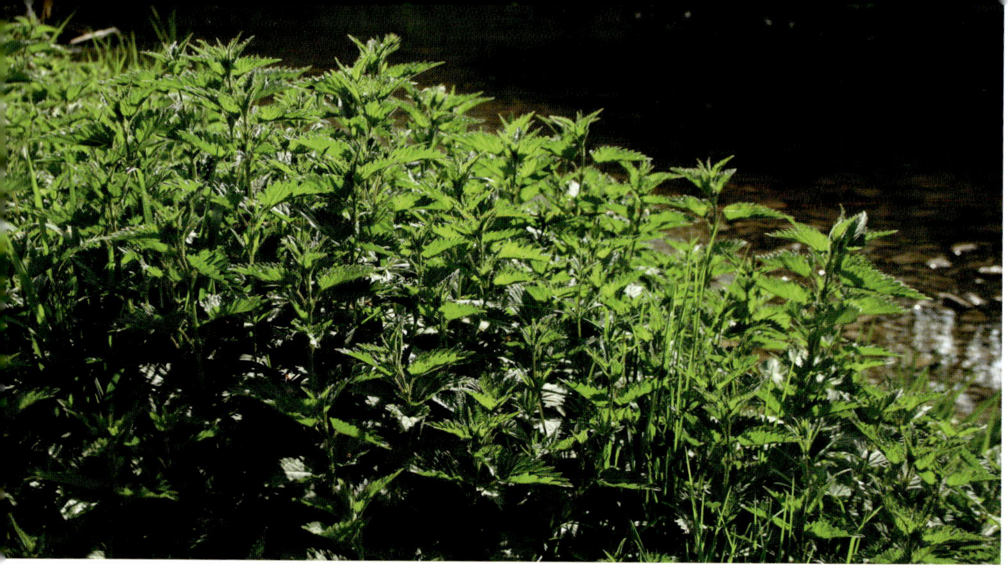

Die Brennessel

Seit Urzeiten wird die unscheinbare Brennessel in allen menschlichen Lebensbereichen genutzt. Im Gemüseanbau, wo man sie als Brennesseljauche höchst erfolgreich als Dünger einsetzt, in der Textilindustrie, wo man in früheren Zeiten Nesseln aus den faserreichen Stängeln herstellte, als Gemüse in der Küche, wo die Brennessel einst viele Menschen vor dem Hungertod bewahrte, und vor allem in der Heilkunde, wo sie zu den vielseitigsten und ältesten Heilkräutern der Menschheit zählt. Schon Ovid und Horaz haben sie besungen und alte wie neuere Heilpflanzenkenner heben ihre ganz besonders starken Heilkräfte hervor.

Überall in Mitteleuropa kann sie gefunden werden, besonders reichlich entlang von Feld- und Waldwegen und bei Hecken und Zäunen. Die Brennessel ist widerstandsfähig und ausdauernd und siedelt sich auch gerne dort an, wo der Mensch zerstörische Spuren hinterlassen hat, wie auf Schuttplätzen oder Kahlschlägen oder um verlassene Höfe herum. Im eigenen Garten wird sie meist vehement bekämpft,

was aber gar nicht so einfach ist. Denn die äußerst vitale Brennessel mit ihrem weit verflochtenen Wurzelwerk bringt immer wieder neue Triebe hervor. Es wäre sehr viel klüger, sie als Geschenk im eigenen Garten zu betrachten und ihre Heilkraft zu nutzen, als zu versuchen, sie auszurotten.
Die Brennessel wächst zu einer bis zu zwei Meter hohen Staude heran und tritt oft in großen Mengen auf. Wie ihr Name schon sagt, charakteristisch sind für sie die Brennhaare, die sich auf ihren länglichen, am Rand gesägten Blättern befinden (auch auf den jungen Blättern). Die Brennessel blüht von Juni bis Oktober. Aus den Blattachsen im oberen Drittel der Pflanze wachsen im Herbst grünliche Rispen, die Brennesselsamen.

Charakteristische Inhaltsstoffe

Die Brennessel – zusammen mit dem Löwenzahn und auch der Schafgarbe – ist ein richtiger „Allrounder“ in der Pflanzenheilkunde und gehört zu den heilkräftigsten Kräutern, die wir in der Natur finden können. Sie schmeckt etwas herb und ist außerordentlich reich an Mineralstoffen wie Phosphor, Kalium, Magnesium und besonders Kalzium und Eisen. Sie enthält große Mengen an Vitamin C und E (die eine starke antioxidative Wirkung besitzen), Vitamin A, Phytohormonen (pflanzlichen Hormonen) und Enzymen. Aus der Brennessel wird auch Chlorophyll gewonnen. Mit 9 % Eiweiß ist sie sogar als Grundnahrungsmittel geeignet. Die gehaltvollen Samen sind wahre Kraftpakete an Mikronährstoffen und enthalten viel Linolsäure, Vitamin E und Karotinoide.

Heilwirkung

Die Brennessel wurde in der Volksheilkunde schon immer zur Entschlackung und Entgiftung im Rahmen einer Frühjahrskur empfohlen. Wenn wir nur die Brennessel für eine Entgiftungskur zur Verfügung hätten, wären wir von der Natur schon sehr gut bedient, so

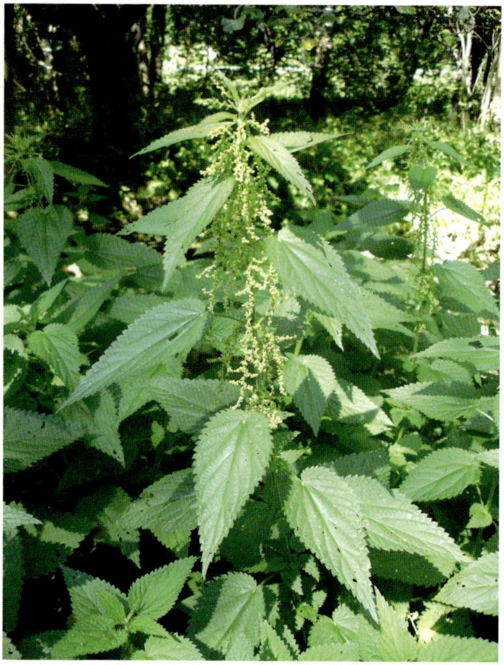

viele Vitalstoffe enthält dieses Wunderkraut. Sie ist auch hilfreich bei Müdigkeit und bei Erschöpfungszuständen, was vor allem am hohen Eisengehalt der Brennessel liegt. So wirkt sie blutbildend und blutreinigend, blutdrucksenkend, harntreibend und entzündungshemmend und stimuliert das Immunsystem sogar besser als Echinacea (Sonnenhut).

Sie hilft bei Verdauungsbeschwerden, bei entzündlichen Darmerkrankungen und bei Leber- und Galleproblemen. Schon Paracelsus verordnete Brennesselsaft bei Hepatitis. Sie senkt den Blutzuckerspiegel und hilft bei Prostataproblemen. Bei Arthrose und Arthritis wirkt die Brennessel schmerzlindernd und entzündundshemmend. In einer Studie der Universitäten Frankfurt und München stellte man fest, dass die Probanden, die täglich 50 g gedämpftes Gemüse aus Brennessel zu sich nahmen, ihre Dosis an Diclofenac von 200 mg auf 50 mg reduzieren konnten. Die rheumaspezifischen Blutwerte sowie Steifigkeit und Schmerz verbesserten sich genau so wie bei den Patienten, die bei ihrer 200 mg Dosis geblieben waren.

Die Brennessel mit ihren harntreibenden Eigenschaften wird auch empfohlen bei Harnwegsinfekten und zur Vorbeugung von Blasen- und Nierensteinen. Sie verbessert bei Ekzemen und Akne das Hautbild und hilft bei Allergien, die sich über die Haut zeigen.

In den Brennesselsamen befinden sich hormonähnliche Substanzen, die sowohl Libido, Potenz und Zeugungsfähigkeit als auch die Milchproduktion stillender Mütter steigern (daher wurde es Mönchen im Mittelalter verboten, Brennesselsamen zu essen; sie sollten ihr Keuschheitsgelübde nicht gefährden). Auch bei vermindertem Haarwuchs und bei Haarausfall sind die Brennesselsamen das Mittel der Wahl. Sie helfen auch, schönes starkes glänzendes Haar zu bekommen.

Tipps zum Sammeln

Schon ab Anfang März bis in den Oktober hinein können Sie die obersten jungen Triebspitzen der Brennessel ernten. am besten nehmen Sie dazu Handschuhe, da auch die jungen Blätter etwas brennen. Damit zerstören Sie nicht die Pflanze, sie wächst einfach weiter und bildet neue Triebspitzen aus. Die Samen, die Sie ebenfalls in den Smoothie tun können, gibt es leider etwas zu spät für die Frühjahrskur, aber wenn Sie etwas warten, können Sie sie ab August ernten. Obwohl ich ansonsten nicht unbedingt empfehle, für die Smoothies Kräuter zu trocknen, sind die Brennesselsamen eine Ausnahme. Am besten breitet man sie ungewaschen auf Packpapier oder Karton aus und lässt sie an einem trockenen und luftigen Ort einige Tage trocknen. Dann können Sie die Samen leicht von der Rispe in ein Glas hinein reiben und haben eine nährstoffreiche Leckerei zur Verfügung, die Sie gut in Salaten oder über Suppen gestreut essen können.

Der Löwenzahn

Schon ganz kleine Kinder kennen den Löwenzahn und erfreuen sich an den lustigen Pusteblumen, die man so schön in den Wind blasen kann. Wenn die Wiesen goldgelb erblühen, so als wäre die Sonne selbst auf die Erde gefallen, dann wissen wir, dass der Mai gekom-

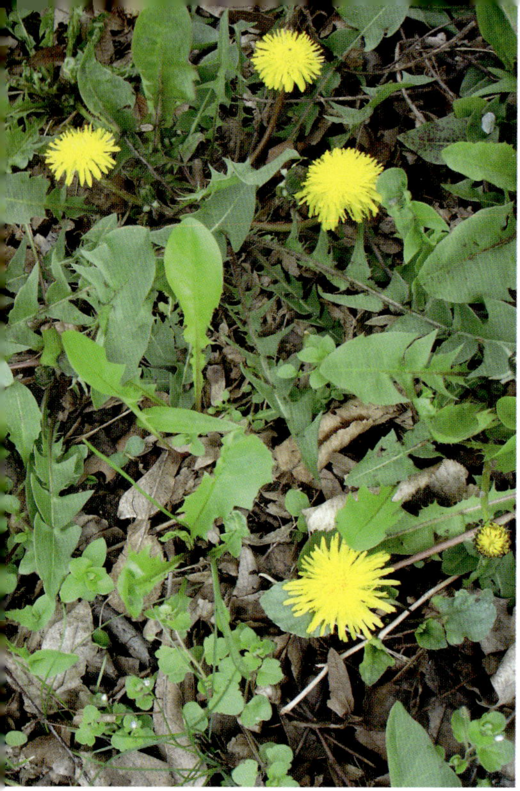

men ist. Was da erblüht, ist eine Wildpflanze, der wandlungsfähige und vitale Löwenzahn. Im Volksmund nennt man ihn auch Butterblume, Bettsaicher oder Pusteblume. Er wächst im Grunde überall in rauen Mengen, auf Wiesen, an Wegrändern, am Waldrand, auf Bergeshöhen und zum Leidwesen vieler Gärtner auch in ihrem Garten. Er gilt als Unkraut, aber was für ein Unkraut! Denn der Löwenzahn ist eine der stärksten und vielseitigsten Heilpflanzen, die wir in unseren Breitengraden haben. Der Begründer der Makrobiotik, der Japaner George Oshawa, sagte einmel bei einem Aufenthalt im Schwarzwald, als er eine blühende Löwenzahnwiese sah: „wo diese herrliche Pflanze wächst, braucht man keinen Ginseng einzuführen!"

Die sägezahnartig ausgeschnittenen Blätter des Löwenzahns bilden zusammen eine Blattrosette. Sie werden 10 bis 40 cm hoch. Charakteristisch sind die kräftigen Pfahlwurzeln und die sich aus den gelben Blütenköpfen entwickelnden „Pusteblumen". Man kann alle Teile des Löwenzahns essen, auch die Stängel mit ihrem leicht milchigem Inhalt. Löwenzahnblätter gibt es fast ganzjährig zu pflücken, nur im tiefsten Winter unter dem Schnee muss man auf ihn verzichten.

Charakteristische Inhaltsstoffe

Der Löwenzahn beeinhaltet eine Vielfalt an wohlausgewogenen Vitalstoffen. Er ist sehr vitaminreich, enthält viel Vitamin A und B und besonders große Mengen an Vitamin C, D und K. Weiterhin enthält der

Löwenzahn viele Mineralien wie Kalzium, Kieselsäure, Schwefel und einen hohen Anteil an Kalium. Die vielen wertvollen Bitterstoffe geben ihm einen herben, aber nicht unangenehmen Geschmack. Weitere Inhaltsstoffe sind Flavonoide, Kumarine, Carotinoide, Cholin, Inulin und Eiweiß.

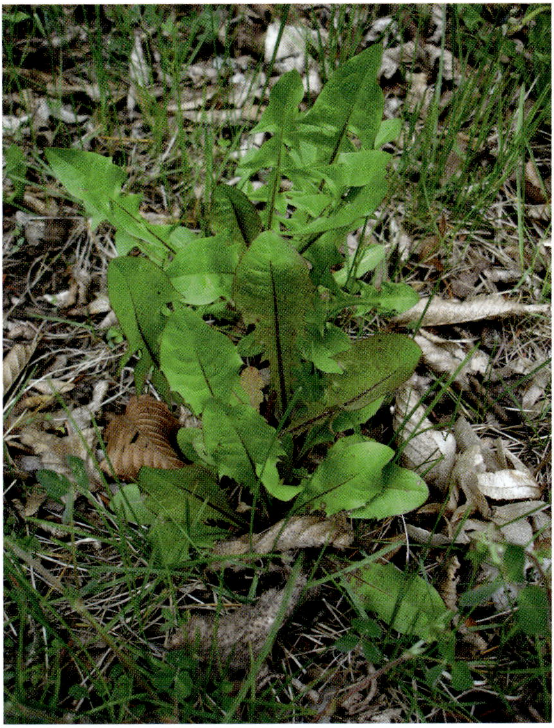

Heilwirkung

Wie schön, dass es diese Pflanze, die so viel Heilsames in sich vereint, in solcher Hülle und Fülle gibt! Ihre schiere Menge ist aber vielleicht auch der Grund dafür, dass ihr wahrer Wert heute etwas in Vergessenheit geraten ist. Denn der Löwenzahn ist eigentlich eine altbekannte Heilpflanze, sogar eine besonders zähe und unverwüstliche Pflanze, die nur so vor Lebenskraft strotzt; und diese Vitalität und Kraft schenkt sie uns in Fülle bei einer Frühjahrskur. Der Löwenzahn wirkt stärkend bei Schwächezuständen aller Art, blutbildend- und reinigend, entgiftend und harntreibend. Er wird auch gerne bei Blasenschwäche und Harnwegsinfektionen genommen. Der Name „Bettsaicher" weist deutlich auf die anregende und entwässernde Wirkung auf Niere und Blase hin.

Doch die stärkste Wirkung entfaltet der Löwenzahn bei den Verdauungsorganen. Die Bitterstoffe wirken verdauungsfördernd und regen deutlich Galle und Leber an und steigern so die Entschlackung und Entgiftung. Der Löwenzahn ist bei allen Leber- und Galleproblemen heilsam (man darf ihn allerdings nicht bei Verschluss der Gallenwege zu sich nehmen). Die Verdauung wird auf allen Ebenen gefördert und harmonisiert und auch die Bauchspeicheldrüse wird angeregt. Bei schwankendem Blutzuckerspiegel oder gar Diabetes hilft er ein bestehendes Ungleichgewicht wieder auszugleichen. Ebenfalls ist er hilfreich bei Gicht und Rheuma, da er den Abtransport von Stoffwechselresten begünstigt. Auf die Atemwege wirkt der Löwenzahn entschleimend und lindert Husten.

Tipps zum Sammeln

Die gesamte Pflanze ist essbar, aber die Wurzeln sind für Smoothies nicht geeignet. Wir pflücken je nach Witterung schon ab Ende Februar/Anfang März die zarten Blätter. Fast das ganze Jahr hindurch finden wir frisches Grün. Zur Blütezeit ab April/Mai können wir die Ernte auch um die gelben Blüten ergänzen.

Der Spitzwegerich

Der heilkräftige Spitzwegerich ist eine wunderbare Zutat für Ihren Frühjahrskur-Smoothie. Für die Germanen waren die widerstandsfähigen Wegerichpflanzen, die Breit-, Mittel- und Spitzwegerich umfassen, die Verkörperung der wieder ans Licht getretenen Seelen, nachdem sie in die Unterwelt eingegangen waren. Und auch die alten Griechen und Römer glaubten, dass der unscheinbare Wegerich mit Kräften aus der Unterwelt verbunden ist.

Wir vernachlässigen hier den Breit- und Mittelwegerich – der ganz ähnliche Inhaltsstoffe hat und den Sie ebenfalls für Ihren Smoothie

ernten können – und konzentrieren uns ganz auf ihren Bruder, den Spitzwegerich.
Am Boden aus einer Rosette heraus wachsen die ungestielten schmalen, spitz zulaufenden Blätter ab Anfang März. Er blüht von Mai bis September und wird mit Blüte bis zu 40 cm hoch. Zu finden ist er fast überall, vor allem auf Wiesen und Weiden und an trockenen Weg- und Waldrändern. Er ist ausdauernd und äußerst widerstandsfähig und siedelt auch dort an, wo kaum etwas wächst.

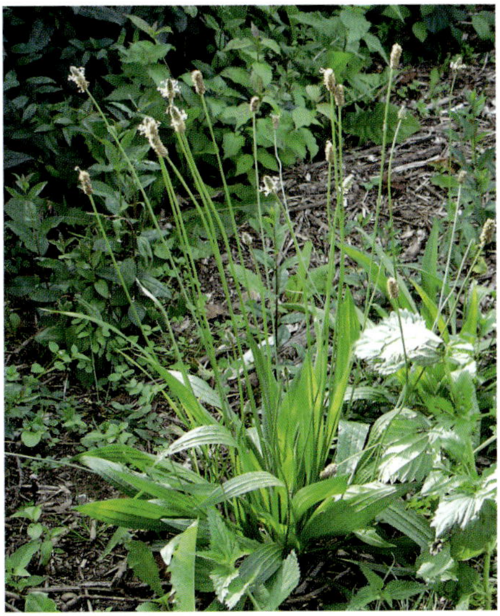

Charakteristische Inhaltsstoffe

Der Spitzwegerich enthält einen antibiotischen Stoff, das Aucubin, des Weiteren Schleimstoffe, Gerbstoffe, Kieselsäure und Saponin und außerdem große Mengen an Vitamin C.

Heilwirkung

Der Spitzwegerich, den man auch Lungenblattl nennt, ist eine ganz besondere Hilfe bei allen Lungenkrankheiten. Die enthaltenen Glykoside lindern bei Hustenanfällen, Bronchitis und Asthma die Beschwerden und helfen sogar bei Lungenentzündung.
Auch die Abwehrkräfte gegenüber Viren in den Luftwegen werden gesteigert, da der Spitzwegerich zu den wenigen Pflanzen gehört, die die Produktion von Interferon anregen.
Insgesamt wirkt der Spitzwegerich antibakteriell, blutreinigend, blutstillend, entwässernd, adstringierend, schleimlösend und entzündungshemmend. Er regt den Stoffwechsel an und hilft so bei der Entgiftung und beim Abnehmen.

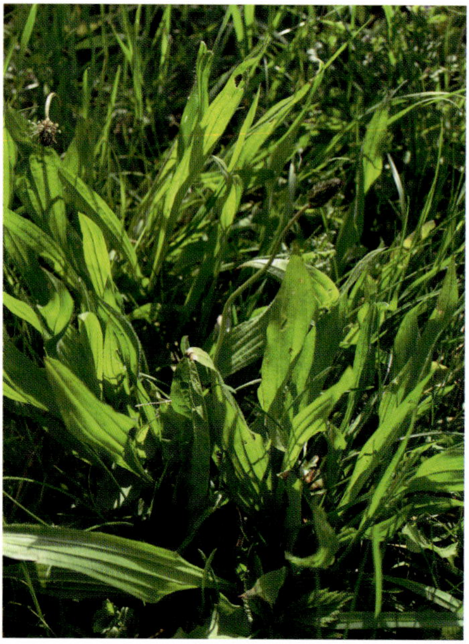

Und, wie uns schon Shakespeare im ersten Akt von Romeo und Julia sagte: „Ein Blatt vom Wegerich dient dazu vortrefflich“ – „Ei, sag, wozu?“ – „Für dein zerbrochnes Bein“, kann der Spitzwegerich bei Insektenstichen, Prellungen und Wunden zerdrückt und äußerlich aufgetragen werden.

Tipps zum Sammeln

Die ganze Pflanze samt Wurzeln und Blüten ist essbar. Wir pflücken allerdings vorzugsweise die jungen Blätter von März bis in den Spätherbst hinein.

Der Bärlauch

Wer hat nicht schon bei einem Spaziergang im Frühjahr in schattigen Laubwäldern die weitgestreckten Bärlauchfelder bemerkt? Noch bevor man die Pflanze erkennt, ist einem wahrscheinlich schon der intensive Knoblauchgeruch aufgefallen.

Der Bärlauch gehört zur Familie der Zwiebelgewächse und ist somit ein enger Verwandter des Knoblauchs und der Zwiebel. Schon bei Germanen und Kelten galt der Bärlauch als Heilpflanze. Er unterstützt all jene, die im Frühjahr noch den Winter im Gemüt und in den Gliedern stecken haben.

Der Bärlauch kommt meist in großen Mengen in feuchten und schattigen Auwäldern oder Laubwäldern vor. Sehr früh im Jahr wachsen

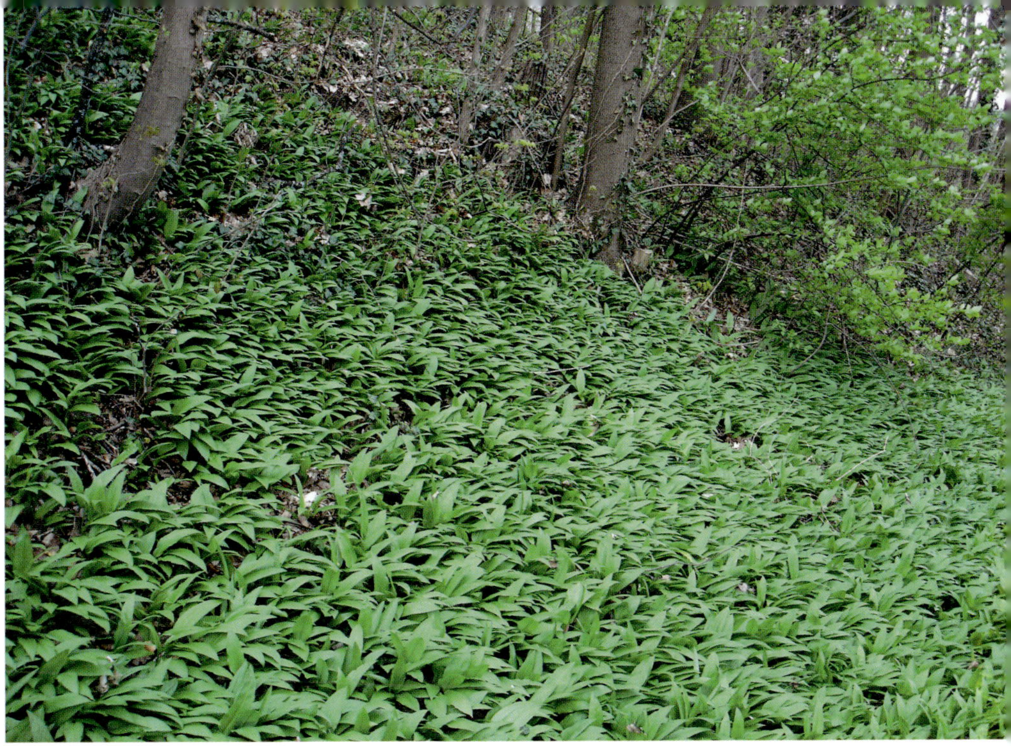

aus der kleinen Bärlauchzwiebel mehrere 15 bis 20 cm lange, länglich geformte Blätter. Die Blütezeit mit weißen Blüten dauert von April bis Mai, danach gehen die oberirdischen Teile der Pflanze schnell wieder ein.

Charakteristische Inhaltsstoffe

Der Bärlauch enthält hohe Mengen an Bärlauchöl und Vitamin C. Er ist reich an Mineralien und Spurenelementen wie Kalium und Eisen. Weiterhin enthält er Saponine, Flavonoide, Schleimstoffe und Schwefel.

Heilwirkung

Der Bärlauch wirkt blutreinigend, entzündungshemmend, antibakteriell, antimykotisch, harntreibend und schleimlösend.

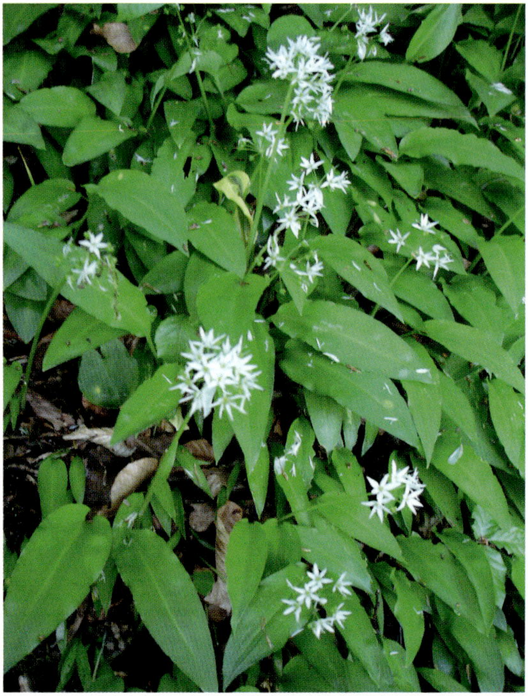

Hauptbestandteil des Bärlauchs ist das Bärlauchöl, das vor allem auf die Drüsen des Magen-Darm-Trakts sowie der Galle anregend wirkt. Durch diese Stimulierung aller Drüsen wird der Körper entgiftet und gereinigt. Der Bärlauch stärkt den Körper allgemein, besonders aber nach einer Behandlung mit Antibiotika, und hilft, das zerstörte Gleichgewicht im Darm wieder aufzubauen. Bärlauch gilt als ein wahres Wundermittel zur Blutreinigung, hilft bei Arterienverkalkung und senkt den Blutdruck und den Cholesterinspiegel. Seine Inhaltsstoffe prädestinieren ihn geradezu für eine Frühjahrskur. Durch den Schwefelgehalt kann Bärlauch auch helfen, Umweltschadstoffe und Schwermetalle über die Nieren auszuscheiden.

Tipps zum Sammeln

Die Bärlauchzeit ist sehr kurz, also muss man sich beeilen, um diese köstlichen Blätter zu sammeln. Im März und April bis kurz vor der Blüte (Ende April oder Anfang Mai) erntet man die jungen Blätter. Wenn die Pflanze schon blüht, sollte man die Blätter nicht mehr zu sich nehmen (auch die Blüten nicht). Bärlauch lässt sich für mehrere Monate gut einfrieren.

Achtung: Verwechslungsgefahr

Bärlauch wird im Frühling immer wieder mit dem Maiglöckchen oder der Herbstzeitlosen (was beides tödlich enden kann) verwechselt. Riechen Sie an jedem Bärlauchblatt, ob es wirklich den charakteristischen Knoblauchgeruch hat (das ist aber nur für die ersten Blätter geeignet, die Sie sich anschauen; danach riechen auch Ihre Finger nach Bärlauch) und schauen Sie sich die Pflanze gut an. Das wichtigste Unterscheidungsmerkmal, auf das Sie achten müssen: beim Bärlauch sitzt jedes Blatt einzeln am Stängel, jedes Blatt wächst direkt aus dem Boden. Bei dem Maiglöckchen sind es immer zwei Blätter am Stängel und bei der Herbstzeitlosen mehrere Blätter. Bei dem Bärlauch wächst das Blatt auch direkt aus dem Stiel, während die Blätter beim Maiglöckchen und der Herbstzeitlosen den Stängel umfassen. Es ist wirklich wichtig, sich jedes Blatt anzuschauen und zu prüfen,

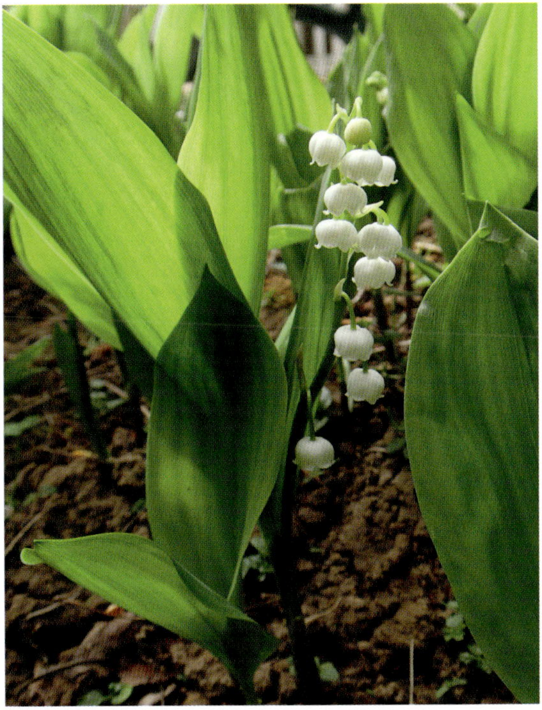

Beim Maiglöckchen hier sieht man sehr gut, wie aus einem Stängel zwei Blätter kommen. Auch die leicht gerillte Blattstruktur ist ganz anders als beim Bärlauch

da sich Maiglöckchen und Bärlauch gerne dieselben Wuchsstellen am Waldrand teilen.

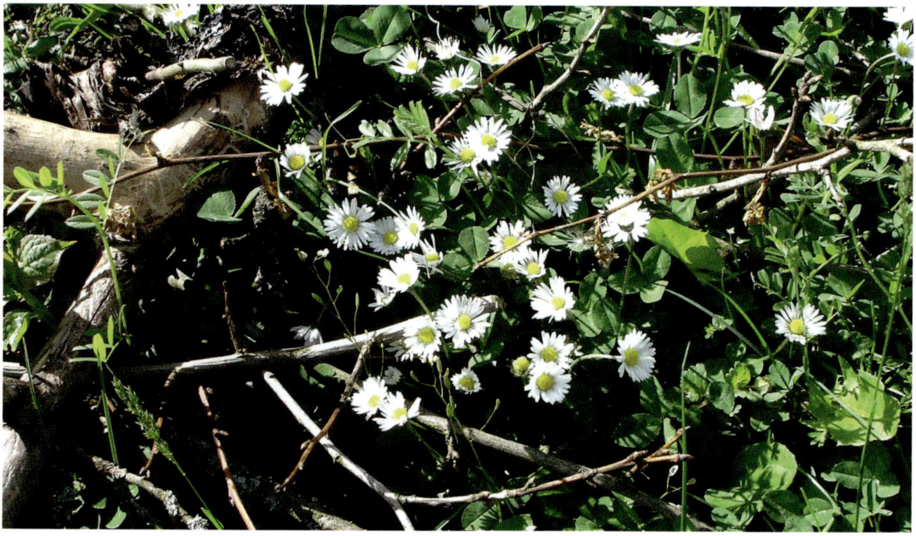

Sehr beliebt bei Alt und Jung ist diese kraftvolle Heilpflanze, das hübsche Gänseblümchen. Es wächst und blüht fast das ganze Jahr über. Vor allem im Frühling, von März bis zum Mai, schießt es auf allen Rasenflächen aus dem Boden.

Wenn Sie es beim Kräuterpflücken antreffen, nehmen Sie ruhig ein paar Blüten für Ihren Frühlings-Smoothie mit. Das Gänseblümchen enthält zahlreiche wertvolle Mineralstoffe wie Kalzium, Phosphor, Eisen, Magnesium und Kalium, außerdem enthält es viel Vitamin A und C, Bitterstoffe und Flavonoide. Es wirkt blutreinigend, entwässernd, entkrampfend und stoffwechselanregend.

Weitere hilfreiche Mittel

Keine Frage, Wildkräuter und frisches Obst und Gemüse ist das Beste für uns! Und doch gibt es noch einige kleine zusätzliche Hilfen oder Nahrungsergänzungen, die enorm hilfreich für uns und unsere Gesundheit sein können.

Omega-3-Fettsäuren

Omega-3-Fettsäuren, wie sie in größter Konzentration in Leinöl vorkommen, sind immens wichtig für unser körperliches Wohlbefinden. Für genügend Omega-3-Fettsäuren und ein ausgewogenes Verhältnis von Omega-3 zu Omega-6-Fettsäuren zu sorgen gehört zu den wichtigsten präventiven medizinischen Maßnahmen, die man für sich treffen kann, denn vor allem Omega-3 benötigt man für die Produktion von Hormonen, der Eiweißsynthese, den Zellstoffwechsel, der Zellatmung, zum Schutz vor Infektionskrankheiten und zum Schutz vor stillen Entzündungen (silent inflammation).
Diese stillen Entzündungen laufen chronisch und erst einmal unbemerkt von uns im Gewebe ab und lassen unseren Körper über die Jahre hinweg krank und alt werden. Die Folge sind Herzinfarkte, Gefäßkrankheiten, Krebs und weitere Krankheiten. Die bisher durchgeführten Studien zeigen, dass das Herzinfarkt-Risiko um 30 bis 50 % gesenkt wird, wenn man genügend Omega-3 zu sich nimmt. Omega-3 senkt den Blutdruck, verbessert die Fließeigenschaften des Blutes, lässt das „böse“ LDL-Cholesterin absinken, steigert das „gute“ HDL-Cholesterin und lässt die Bluttplättchen weniger verklumpen.

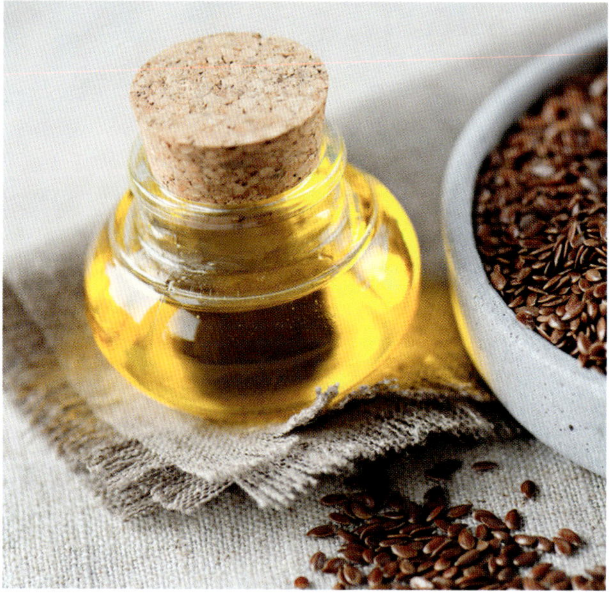

Zu wenig Omega-3 schränkt auch die geistige Leistungsfähigkeit ein und führt zu Merk-, Denk- und Konzentrationsproblemen. Weitere Studien zeigen, dass eine ausreichende Omega-3-Zufuhr eine gute Präventivmaßnahme für Depressionen und Alzheimererkrankungen ist. Experten schätzen, dass wir nur 20 % der erforderlichen Menge an Omega-3-Fettsäuren zu uns nehmen; da sind Krankheiten bereits vorprogrammiert. Zum Glück sind Omega-3-Fettsäuren leicht zu bekommen. In nennenswerten Mengen kommen sie in Fisch und vor allem in pflanzlichen Ölen vor. Walnussöl oder Hanföl enthalten viel Omega-3-Fettsäuren, und am allermeisten enthält Leinöl.

Besorgen Sie sich ein gutes, aus biologischem Anbau stammendes Leinöl und nehmen Sie jeden Tag einen Esslöffel davon zu sich. Es sollte beim Herstellungsprozess nicht über 40° C erhitzt worden sein und im Kühlschrank gelagert werden. Es gibt in ganz Deutschland Ölmühlen, wo Sie frisches Leinöl kaufen können. Da es nur bis zu drei Monaten haltbar ist, ist es sehr wichtig, dass Sie das Leinöl frisch bekommen und sich nicht eins im Kaufhaus besorgen, wo es eventuell schon seit Wochen ungekühlt im Regal steht. Wer Leinöl nicht mag, für den sind vielleicht Fischölkapseln eine Alternative.

Ab besten fangen Sie schon während der Frühjahrskur mit der Einnahme von Leinöl an. Sie werden langfristig enorm davon profitieren, wenn Sie es in Ihr Leben integrieren.

Magnesium

Auch Magnesium ist in unserer Nahrung heute überwiegend Mangelware, und wie ein Omega-3-Mangel kann auch dies weit reichende Auswirkungen auf die Psyche und die Physis haben.
Magnesium ist an mehreren Hundert verschiedenen Vorgängen im Körper beteiligt und lebenswichtig für die Verdauung, die Atmung, das Skelett, den Stoffwechsel, die Fortpflanzungsorgane und für die Kontrolle von Cholesterin und Blutzucker. Es wird für den Fett-, Eiweiß- und Kohlehydratstoffwechsel benötigt. Es ist immens wichtig für die Funktion von Nerven, Muskeln und Gefäßen. Es gibt fast keine Krankheit, die nicht von einer zusätzlichen Magnesiumzufuhr profitiert. Mehr als 60 % aller Menschen bekommen nicht genug Magnesium. Schuld an disem Mangel sind vor allem unsere ausgelaugten Böden, auf denen Pflanzen ohne genügend Magnesium wachsen.
Vielerlei Symptome weisen auf einen Magnesium-Mangel hin:

- immer wiederkehrende Muskelkrämpfe (Lidzucken, Wadenkrämpfe)
- innere Unruhe, Angespanntheit, Reizbarkeit, Schlafstörungen, Ängste, Kopfschmerzen
- Müdigkeit, Erschöpfung, Schwächegefühl, Energielosigkeit
- Herzklopfen, Herzrasen, Herzschmerzen, Bluthochdruck, Rückenschmerzen, kalte Füße
- Arthrose, Verkalkung der Arterien

Dass nächtliche Wadenkrämpfe von einem Magnesium-Mangel kommen können, davon haben viele Menschen schon etwas gehört. Und wie Sie bei den Symptomen sehen können, gehen die Auswirkungen weit über rein körperliche Probleme hinaus. Wenn also einige der körperlichen oder psychischen Symptome auf Sie zutreffen sollten, empfehle ich Ihnen, immer wieder kurweise zusätzlich Magnesium einzunehmen.

Das Mittel der Wahl ist hierbei Magnesiumchlorid, das von allen Magnesiumverbindungen am besten aufgenommen wird und keinerlei Nebenwirkungen zeigt. Es ist preiswert und lange haltbar und Sie können es im Internet, Drogerien oder Apotheken erhalten.

Viele Ärzte empfehlen eine Tagesdosis von 700 mg am Tag; das ist die Menge, die in ca. einem Teelöffel Magnesiumchlorid – das entspricht 6 g – enthalten sind. Wenn Sie das Magnesium trinken möchten, nehmen Sie zwei Mal am Tag ein großes Glas Wasser und geben Sie jeweils anderthalb Teelöffel Magnesiumchlorid hinzu. Es löst sich sofort auf und schmeckt leicht bitter. Da im Körper nur ca. 30 % bis 40 % des Magnesiums aufgenommen werden können, müssen Sie statt einem Teelöffel drei am Tag zu sich nehmen, um auf die empfohlene Menge zu kommen. Das kann zu Beginn zu Durchfall führen, da Magnesium reinigend und abführend wirkt, doch das gibt sich nach wenigen Tagen; Sie können auch vorsichtshalber mit der halben Dosis beginnen.

Empfehlenswerter ist allerdings die Aufnahme über die Haut. Sie bringen das in Wasser aufgelöste Magnesiumchlorid – 33 g auf einen Liter oder eine etwas stärkere Konzentration – auf die Haut, reiben es ein und lassen es 10 bis 15 Minuten einwirken, bevor Sie es abduschen. Auf diese Weise werden 100 % des Magnesiums aufgenommen. Die Anwendung über die Haut bietet einige Vorteile: es kommt schneller und konzentrierter ins Blut und damit in die Muskeln, Gelenke und das übrige Gewebe; ein anfänglicher Durchfall wird vermieden (außer wir wollen das zur Reinigung zu Beginn der Frühjahrskur); es kommt auch gut ins Gewebe, wenn der Magnesium-Mangel überhaupt erst durch Resorptionsprobleme ausgelöst wurde, denn dann funktioniert die orale Zufuhr sowieso nicht; und es fördert die Durchblutung und vitalisiert die Zellen und das Gewebe. Eine weitere hervorragende Anwendung ist das lauwarme Magnesium-Fußbad, das man für ungefähr 15 Minuten nehmen kann. Über die Fußsohlen wird Magnesium wunderbar aufgenommen.

Wenn Sie täglich Magnesium-Fußbäder machen, dauert es einer Studie zufolge für die meisten Menschen vier bis sechs Wochen, bis der Magnesium-Mangel behoben ist. Wenn Sie Magnesium nur oral einnehmen, kann es bis zu sechs Monaten dauern, bis die Speicher im Körper wieder aufgefüllt sind.

Durch die geballte Zufuhr an Wildkräutern bekommen Sie während der Frühjahrskur genügend Magnesium. Wenn Sie auch danach Ihre vielleicht noch nicht ganz gefüllten Magnesium-Depots weiter auffüllen möchten, ist es empfehlenswert, noch für einige Zeit Magnesium zu sich zu nehmen.

Schwefel

MSM oder organischer Schwefel (Methylsulfonylmethan) kommt in frischen und nicht verarbeiteten pflanzlichen Lebensmitteln vor und ist ein wichtiger Schutzstoff für alle Zellen des Körpers und ganz besonders auch für die Leber. Da der menschliche Körper zu 0,2 % aus Schwefel besteht, ist es ein lebensnotwendiges Element für uns. Schwefel ist ein äußerst wichtiger Bestandteil von Enzymen, Neurotransmitter, Hormonen, von Glutathion (gehört zu den stärksten Antioxidantien) und verschiedenen Aminosäuren.

MSM verbessert allgemein alle Darmfunktionen, hilft bei allen Entzündungen, sorgt für ein gesundes Immunsystem, senkt den Blutdruck, hemmt die Entwicklung von Krebs und hilft effektiv gegen Allergien. Zudem sorgt Schwefel für gesunde glänzende Haare, feste Fingernägel, schöne Haut und festes Bindegewebe und erhöht die Leistungsfähigkeit und Ausdauer, da die roten Blutkörperchen mehr Sauerstoff aufnehmen können.

Ganz besonders wichtig ist Schwefel für unsere Gelenke. Es findet sich in der Innenschicht unserer Gelenkkapseln und in der Gelenkschmiere und wird vom Körper immer wieder erneuert. Wenn jedoch dem Körper Schwefel fehlt, werden die benötigten Gelenkreparaturen nicht mehr durchgeführt und dies kann wiederum zur schleichenden Degeneration der Gelenke führen. Schmerzen, Steifigkeit, Arthrose und arthritische Beschwerden können die Folge sein. MSM steuert da erfolgreich dagegen, und es gibt eindeutige Studienergebnisse, dass MSM schnelle Hilfe bei verschiedensten Gelenkbeschwerden bringt.

Außer zu Gelenkbeschwerden kann Schwefelmangel zu weiteren Symptomen führen: Durchblutungsstörungen, Leberproblemen, Ängsten und depressiven Verstimmungen, stumpfem Haar und fahle Haut, brüchigen Fingernägeln und schlaffem Bindegewebe.

Schwefelmangel ist bei uns weit verbreitet, da sich durch die moderne Landwirtschaft und industrielle Verarbeitung nur noch wenig Schwefel in unserer Nahrung befindet. Zudem reagiert Schwefel empfindlich auf Wärme, und sobald Pflanzen gekocht oder gebraten werden, steht er uns nicht mehr zur Verfügung.

Da der Körper ohne Schwefel Gifte nur unzureichend ausscheidet, sondern lieber im Körper lagert, wo sie uns immer mehr belasten, ist Schwefel besonders wichtig für uns. Schwefel bindet Schwermetalle und Toxine und entschärft gleichzeitig freie Radikale, die gerne bei einer starken Belastung mit Toxinen entstehen. Kein Wunder also, dass eines unserer easy Detoxkräuter, der Bärlauch, wie prädestiniert für eine reinigende Frühjahrskur ist, denn er enthält viel Schwefel.

Ich empfehle Ihnen, immer mal wieder kurweise Schwefel zu sich zu nehmen. Falls Sie die Frühjahrskur im frühen Frühling machen, haben

Sie ja den Bärlauch. Für die restliche Zeit kann man günstig MSM im Internet oder Apotheken kaufen und jeden Tag ein bisschen davon nehmen.
MSM ist ein weißes Pulver, das Sie in Wasser auflösen können und das wie Magnesium ebenfalls leicht bitter schmeckt. Bei der Dosis können Sie mit 3 bis 4 g am Tag beginnen und sich langsam (je nach Ihrem Körpergewicht und eventuellen Beschwerden) bis zu 15 g am Tag steigern. Bei einem kleinen Teil aller Menschen, die MSM zu sich nehmen, kommt es zu Beginn der Einnahme zu typischen Entgiftungssymptomen wie Kopfweh und Müdigkeit. Dies sind die einzigen belegten Nebenwirkungen von MSM, die man gut durch die Einnahme von Chlorella und Heilerde abfedern kann.

Vitamin D

Viele Menschen sind im frühen Frühling müde, erschöpft und antriebslos, und ein wichtiger Faktor, der damit etwas zu tun haben kann, ist der Mangel an Sonne und damit an Vitamin D3.
Vitamin D-Mangel ist heute die verbreitetste Vitaminmangel-Erkrankung in unseren Breiten. Wir müssen nur mal überlegen, unter wel chen Bedingungen sich der menschliche Körper viele Jahrtausende lang entwickelt hat. Menschen waren ständig in Bewegung, sie jagten, sammelten Pflanzen, bestellten ihren Acker oder hüteten ihr Vieh. Das war die Hauptbeschäftigung unserer Vorfahren. Und natürlich waren sie dabei in der freien Natur unterwegs und bekamen eine große Menge Licht und Sonne ab.
Heute sieht das alles ganz anders aus, denn wir verbringen einen großen Teil unserer Zeit in festen geschlossenen Räumen. Zudem ist es üblich geworden, die Sonne als höchst gefährlich zu betrachten. Experten ermahnen uns regelmäßig im Frühling, uns bei der geringsten

Sonneneinstrahlung mit einer Creme mit hohem Lichtschutzfaktor einzuschmieren. Ungeschützt viel Zeit bei starker Sonneneinstrahlung draußen zu verbringen kann ganz ohne Zweifel schädlich sein. Doch wie bei vielen Dingen geht es hier um das Maß; zuviel Sonne ist ebenso schädlich wie gar keine Sonne. Wir sind insgesamt viel zu wenig der Sonne ausgesetzt, und so hat sie kaum noch eine Chance, in unserer Haut die so wichtige Vitamin D-Bildung anzuregen.
Typische Beschwerden bei einem Vitamin-D-Mangel sind:

- Antriebslosigkeit, Energiemangel, ständige Erschöpfung, Niedergeschlagenheit
- gestörte Nervenfunktion, Schlafstörungen, innere Unruhe, Koordinationsstörungen beim gehen, Konzentrationsstörungen, Kopfschmerzen
- Verkrampfungen der Muskulatur (Wadenkrämpfe), Zucken und Zittern der Muskeln (Lidzucken), Muskelschwäche
- Osteoporose und Schmerzen aufgrund von Erweichung und Deformation der Knochen, Gelenksschmerzen
- Kreislauf- und Durchblutungsstörungen, kalte Hände und Füße

Die Funktion der Muskeln ist von einer ausreichenden Calciumzufuhr und Calciumbereitstellung abhängig. Bei einem Vitamin D-Mangel ist die Calciumversorgung der Muskeln gestört und die Muskelzelle, die Calcium braucht, kann nicht richtig „starten". Das wird als Erschöpfung und starke Müdigkeit erlebt. Ebenso wie die Muskelzellen werden auch Nervenzellen durch Calcium aktiviert, und ein Mangel an Calcium durch Vitamin D-Mangel schränkt die geistigen Fähigkeiten ein. Das führt zu Schlafstörungen, Müdigkeit, Problemen mit der Konzentration, innerer Unruhe und Abnahme der geistigen Leistungsfähigkeit. Natürlich muss man auch auf eine ausreichende Calciumzufuhr achten, doch in der Regel liegt bei Calcium das Problem eher bei der Aufnahme im Körper als bei der Zufuhr. Die Ernährung sollte auch nicht zu säureüberschüssig sein, damit nicht zuviel Calcium über die Nieren wieder ausgeschieden wird. In der Regel liegt einer Muskelschwäche viel öfter ein Vitamin D-Mangel als ein Calcium-Mangel zugrunde.

Wenn Sie also einige dieser Symptome haben sollten, zögern Sie nicht, Ihren Arzt zu fragen, dass er Ihnen Blut abnimmt und Ihren Vitamin D-Spiegel bestimmt. Das muss man in der Regel selbst bezahlen, aber wenn ein Mangel festgestellt wird, wird der Test von der Kasse übernommen, wie auch das Vitamin D-Präparat. Im Moment gibt es in Deutschland nur Dekristol 20 000, da alle anderen Präparate viel zu niedrig dosiert sind. Dekristol 20 000 ist verschreibungspflichtig und kostet ca 25 Euro. Bei starkem Vitamin D-Mangel reichen diese 50 Kapseln mit jeweils 20 000 IE Vitamin D allerdings fast ein dreiviertel Jahr – und natürlich noch länger, wenn man beginnt, dosiert Sonnen zu baden.

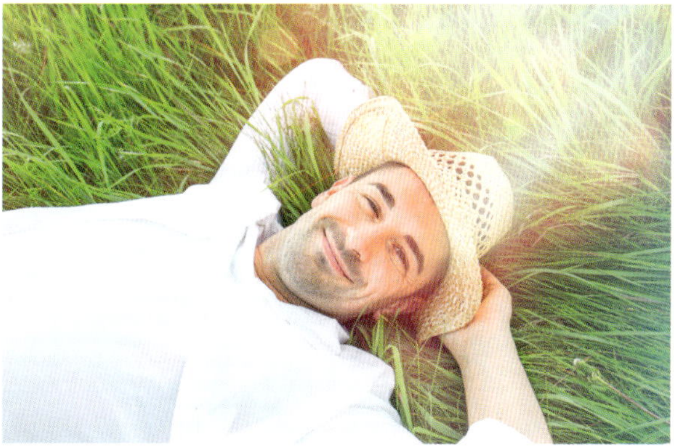

Da Vitamin D keine Nebenwirkungen hat (außer man nimmt eine unglaublich hohe Dosis ein) und die Einahme auf Verdacht somit nicht gefährlich ist, können Sie sich auch einfach ohne Test ein Privatrezept von Ihrem Arzt für Dekristol geben lassen.

Dr. Raimund von Helden, der Arzt, der mit seinem Buch „Gesund in sieben Tagen“ die Vitamin D-Therapie in Deutschland einer größeren Öffentlichkeit ins Bewusstsein gebracht hat, empfiehlt eine kurze hochdosierte Anwendung von mehreren Tagen und danach eine Erhal-

tungsdosis. Die Gabe von 200 000 Einheiten Vitamin D mittels einer Spritze war jahrzehntelang die Standarddosis bei Neugeborenen.
Wenn Sie sich noch weiter zu Vitamin D informieren möchten, finden Sie auf der Homepage von Dr. Helden „www.VitaminDelta.de" vielerlei Informationen – auch zur Dosierung – und Fallberichte von Patienten. Diese Fallberichte sind sehr interessant, weil man auch einen Überblick bekommt, auf was Vitamin D alles einwirkt und wie wunderbar sich die Gesundheit der Menschen durch so eine einfache Maßnahme verbessern kann. Z.B. hat Vitamin D einen äußerst positiven Effekt auf Asthma und Allergien.
Es lohnt sich übrigens nicht, die frei verkäuflichen Vitamin D-Präparate einzunehmen, da die enthaltene Dosis viel zu gering ist. Mit den üblichen Empfehlungen der Gesundheitsbehörden bleibt der Vitamin D-Mangel erhalten. Die Empfehlungen der Behörden zu Nahrungsergänzungsmittel sind generell fast immer völlig veraltet – in der Regel werden viel zu geringe Dosierungen der Vitamine und anderer Stoffe empfohlen – und müssten dringend den neuen Erkenntnissen angepasst werden.
Vitamin D ist ein wunderbares Zusatzmittel, das Allerbeste ist jedoch: gehen Sie mit den ersten Sonnenstrahlen in die Sonne und genießen Sie sie den ganzen Sommer über; das tut nicht nur der Seele gut, sondern ist auch unabdingbar für Ihren Körper und Ihre Gesundheit.

Die Praxis

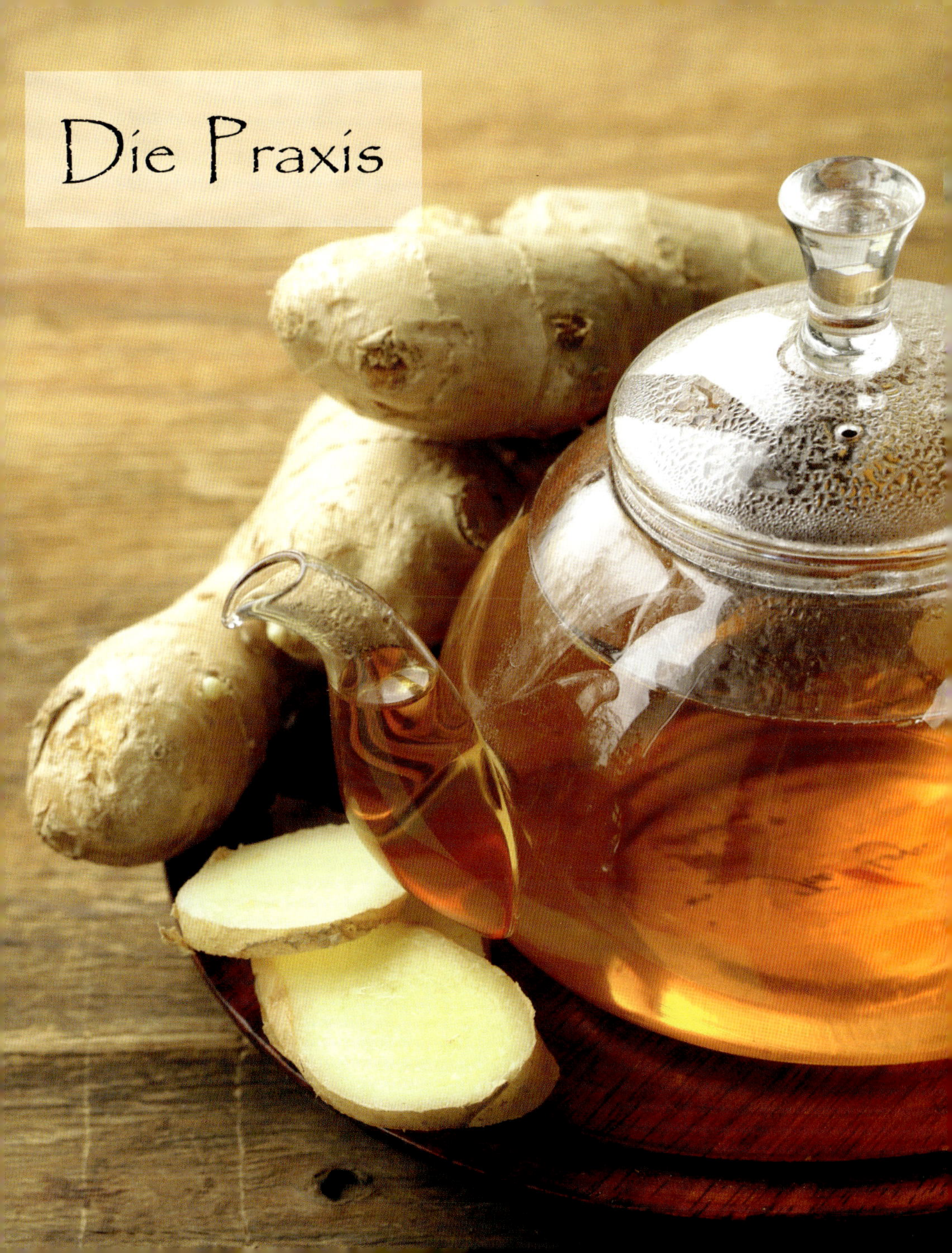

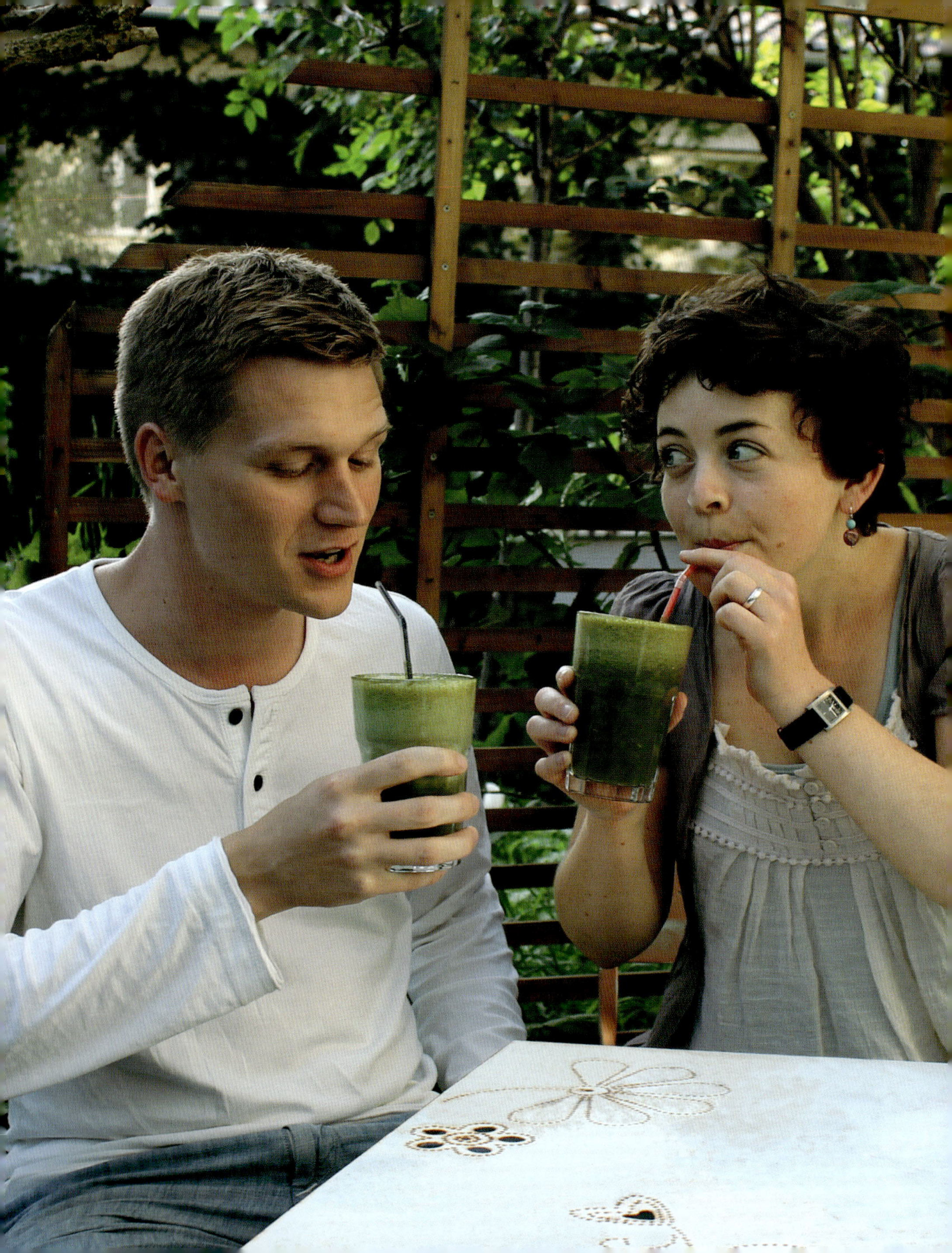

Die easy-Detox-Frühjahrskur

Der tägliche Wildkräuter-Smoothie

Das Herz dieser Frühjahrskur ist der Wildkräuter-Smoothie, den Sie über den Tag verteilt trinken. Das Grundrezept ergibt – je nachdem, wieviel Wasser Sie hinzufügen – ungefähr 1,5 bis 2 Liter Smoothie und ist die Menge, die Sie an einem Tag trinken sollten. Dieses Rezept soll Ihnen als Orientierungshilfe dienen, denn Sie können Ihren Smoothie jeden Tag variieren.

Wildkräuter-Smoothie-Grundrezept

Ein großer eher saurer Apfel
Eine Birne
Eine große Handvoll Spinat
Zwei bis drei Stangen Sellerie
Zwei große Handvoll Wildkräuter (ca. 100 g oder mehr)
Ein Stück Bio-Zitrone
Mehrere Prisen Kurkuma
Stevia nach Bedarf
400 bis 500 ml Wasser

Waschen Sie alle Zutaten und schneiden Sie sie in grobe Stücke. Geben Sie die Hälfte der Zutaten mit dem Wasser in den Mixer; nach ungefähr einer Minute Mixen auf kleiner Stufe auch die restlichen Zutaten. Fügen Sie eventuell noch Wasser hinzu, je nachdem, wie sämig Sie Ihren Smoothie haben möchten und pürieren Sie für kurze Zeit auf höchster Stufe. Voilà, Ihr erster Wildkräuter-Smoothie steht bereit!

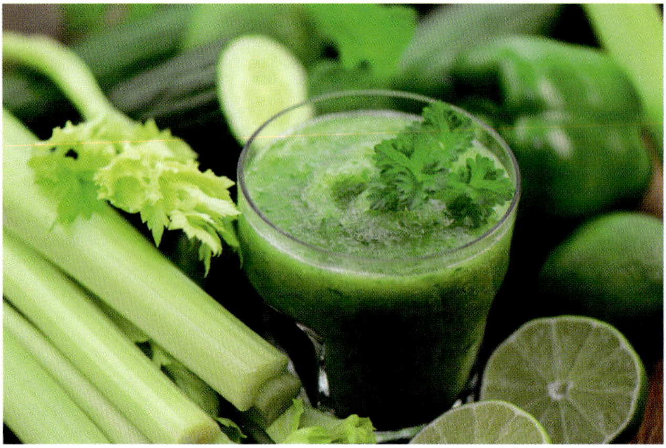

• Trinken Sie morgens ungefähr ein Drittel Ihres täglichen Smoothies als Frühstück. Ungefähr eine halbe Stunde vor dem Mittagessen trinken Sie ebenfalls ein großes Glas Ihres grünen Zaubertranks. Und den Rest können Sie am Abend trinken. Wichtig: trinken Sie ihn nicht zu Ihrer Mahlzeit, sondern mindestens eine halbe Stunde davor, so dass der Smoothie ungestört Ihre Verdauungsorgane passieren kann.

• Stürzen Sie ihn nicht herunter, sondern trinken Sie ihn schluckweise ganz genüßlich, wie besonders köstliche Nahrung.

• Vielleicht wird der Smoothie am Anfang wegen der etwas herben Wildpflanzen ungewohnt schmecken, vor allem, wenn Sie grüne Smoothies noch nicht gewohnt sind. Geben Sie sich etwas Zeit, um sich an diese überraschende Geschmacks-Mischung von Früchten und Grünem zu gewöhnen.

• Sie können sich auch die Smoothie-Menge für zwei oder drei Tage zubereiten und den Rest im Kühlschrank aufbewahren. Dank der vielen Antioxidantien hält sich der Smoothie lange frisch. Am besten allerdings bereiten Sie ihn jeden Tag frisch zu.

• Den Schaum auf dem Smoothie können Sie ruhig mittrinken. Er entsteht aus den sogenannten Saponinen, die in manchen Pflanzen enthalten sind. Er wirkt schleimlösend und ist für Menschen gesundheitlich sehr wohltuend. Wenn Sie den Smoothie stehen lassen, löst sich der Schaum innerhalb einer halben Stunde auf.

• Die Wildkräuter, der Stangensellerie, das Stückchen Zitrone, der saure Apfel und die Kurkuma sollten jeden Tag Teil Ihres Smoothies sein. Die anderen Zutaten können Sie in Maßen ersetzen oder variieren, wie z.B. statt Spinat etwas Mangold nehmen. Der Smoothie enthält dank dem Obst und Gemüse viele Ballaststoffe und ist äußerst sättigend.

Smoothie-Variationen

Es gibt viele Variationsmöglichkeiten für Ihren täglichen Smoothie. Aber wenn Sie keine Lust auf kleine Variationen haben, können Sie auch jeden Tag den Smoothie aus dem Grundrezept trinken, das ist ebenfalls hervorragend. Ich habe absichtlich keine Rezepte angegeben, damit Sie sich die Mühe sparen können, streng nach Einkaufsliste vorgehen zu müssen. So haben Sie mehr Freiheiten und können die Smoothies nach Ihren Vorlieben und Möglichkeiten mixen.

Obst: Fügen Sie jeden Tag Ihrem Smoothie einen eher sauren Apfel hinzu und noch ein weiteres Stück Obst: z.B. einen weiteren Apfel, oder eine Birne, eine kleine Banane, zwei Handvoll Beeren, ein Stück Ananas, eine Grapefruit oder eine Kiwi. Achten Sie darauf, dass die Früchte reif sind und Bioqualität besitzen. Fügen Sie nicht noch mehr Früchte hinzu, nur diese beiden Stücke, damit Sie nicht zu viel Fruchtzucker zu sich nehmen, das die Entgiftung behindern könnte.

Zitronen: Zitronen sind voller Antioxidantien und Vitamin C und stärken das Immunsystem. Die wertvollen Inhaltsstoffe sind vor allem in der Schale enthalten. Kaufen Sie deshalb Bio-Zitronen und schneiden Sie sich jeden Tag ein gutes Stückchen (ca. zwei mal zwei oder drei Zentimeter) aus der Zitrone heraus, das Sie Ihrem Smoothie beifügen.

Wildkräuter: Unsere Wildkräuter im Smoothie sind die Brennessel, der Löwenzahn, der Bärlauch und der Spitzwegerich. Ich empfehle

ungefähr 100 g oder etwas mehr Wildkräuter pro Tag; das klingt wenig, ist aber etwas mehr als zwei große Hände voll Kräuter. Wenn Sie nach ein paar Tagen bemerken, wie gut es Ihnen tut, können Sie auch eine größere Menge pflücken gehen.
Entscheiden Sie selbst, wie Sie die Wildkräuter gewichten. Es ist völlig in Ordnung, wenn Sie an einem Tag etwas mehr Löwenzahn und am nächsten etwas mehr Bärlauch mitmixen.
Falls Sie sich über diese vier Wildkräuter hinaus mit Wildpflanzen auskennen, können Sie auch hier und da ein paar Blätter von einem anderen Wildkraut hinzufügen. Dasselbe gilt für die jungen Blätter der folgenden Bäume, die ebenfalls sehr wertvolle Vitalstoffe enthalten: Walnuss, Esche, Buche, Ahorn, Weißdorn, Wilder Wein, Kastanie und die wunderbare Linde. Zudem natürlich die jungen Triebe von Obstbäumen wie Apfelbaum, Birnbaum, Pflaumenbaum und anderen.
Achtung: Fügen Sie an den ersten zwei bis drei Tagen nur die Hälfte der Menge an Wildkräutern hinzu, damit Sie sich langsam daran gewöhnen können.

Stangensellerie: Sellerie hat antientzündliche und blutdrucksenkende Eigenschaften. Da er die Nierenfunktion anregt, wirkt er entgiftend und entwässernd. Wenn Sie Stangensellerie kaufen, schneiden Sie nicht die Blätter weg, sondern werfen Sie sie ebenfalls in den Mixer. Fügen Sie jeden Tag Ihrem Smoothie zwei bis drei Stangen Sellerie hinzu.

Grüne Blätter und Gemüse: Im Grundrezept habe ich Spinat aufgeführt, dessen sanftes Aroma sich wunderbar in den Smoothie fügt, ganz abgesehen von seinen wertvollen Nährstoffen. Doch haben Sie hier viele Variationsmöglichkeiten. Sie können Ihrem Smoothie jeden Tag andere grüne Blätter beifügen wie Chinakohl, Feldsalat, Mangold, Romanasalat, Chikoree, Rucola usw, bitte alles in Bioqualität. Auch die Blätter von Wurzelgemüse wie von Roter Beete oder Karot-

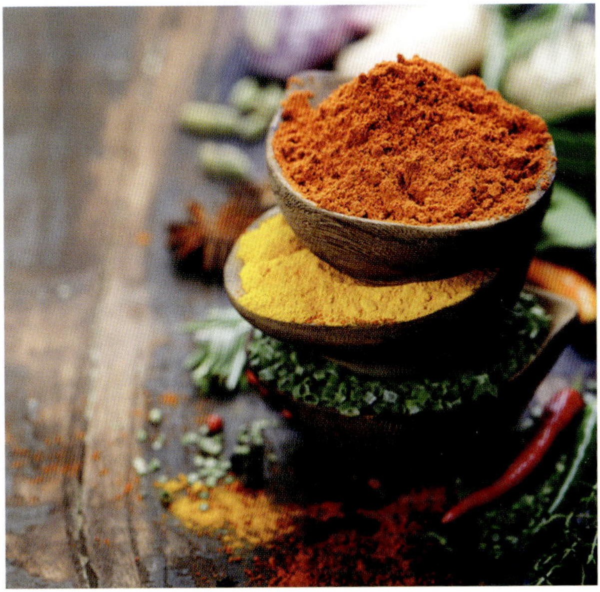

te sind geeignet. Zudem ist folgendes Fruchtgemüse erlaubt: Avocado, Gurke, Paprika, Tomate und Zuchini. Sie können als Variation auch das Obst ganz weglassen und einen Smoothie nur aus Fruchtgemüse, Sellerie und Wildkräutern mixen.

Gewürze: Gewürze haben ebenfalls heilkräftige Eigenschaften und können Ihrem Smoothie geschmacklich das besondere Etwas verleihen. Geeignet sind Chili, Ingwer, Vanille, Zimt, Kardamom, Kurkuma, Meerrettich, Salz und Pfeffer.

Kurkuma gilt als bedeutende Arznei in der chinesischen und indischen Medizin und wirkt starkt entzündungshemmend, krebsvorbeugend, hemmt nachweislich die Tumorbildung und schützt vor Lungen-, Darm- und Lebererkrankungen. Zudem hilft Kurkuma bei der Entgiftung von Quecksilber. Fügen Sie jeden Tag etwas Kurkuma – bis zu einem halben Teelöffel – Ihrem Smoothie bei.

Auch Zimt ist ein äußerst effektives Heilmittel. Zimt senkt die Blutzuckerwerte und den Cholesterinspiegel, wirkt krebsvorbeugend, regt den Stoffwechsel an und wirkt somit fettreduzierend. Ingwer hat entzündungshemmende und schmerzlindernde Eigenschaften und hilft wirksam bei Übelkeit und Migräne.

Süßungsmittel: Fügen Sie ganz nach Ihrem Geschmack etwas Stevia hinzu, doch achten Sie darauf, dass es 100 % Stevia ist; lesen Sie die Zutatenliste ganz genau durch. Alle anderen Süßungsmittel sind – außer Xylit – nicht für die Frühjahrskur geeignet

Nüsse, Samen und Kerne: Nüsse, Samen und Kerne haben einen hohen Anteil an essentiellen Fettsäuren und können sehr lecker im Smoothie schmecken. Damit wird der Smoothie sehr reichhaltig und sättigend. Wenn Sie während der Frühjahrskur nicht unbedingt abnehmen möchten, können Sie kleinere Mengen an Sesam, Sonnenblumenkerne, Walnüsse oder sonstige Nüsse hinzufügen. Wenn Sie einen Smoothie mit Nüssen stehen lassen, kann er etwas verklumpen und Sie müssen ihn vor dem Trinken nochmals gut durchschütteln.

Superfood: Vielleicht möchten Sie sich selbst noch mehr Gutes tun und Ihren Smoothie mit einem Superfood aufpeppen. Auch wenn die Wildkräuter schon eine eigene Kategorie von Superfood sind und Ihr Smoothie schon eine Nährstoffbombe ist – wenn Sie Freude daran haben, spricht nichts dagegen, kleine Mengen der folgenden Superfoods hinzuzufügen: Acerola, Aloe Vera, Bienenpollen, Camu-Camu, Chia-Samen, Cranberry, Ginseng, Goji-Beeren, Granatapfel, Hanf, roher Kakao, Maca, Noni-Saft, Propolis und Gerstengraspulver.

Ungeeignete Zutaten: Geben Sie keine Wildpflanzen in Ihren Smoothie, die Sie nicht sicher zuordnen und erkennen können. Obwohl nur sehr wenige Pflanzen uns gefährlich werden können, gibt es doch ein paar, die nicht essbar sind.
Ganz geringe Mengen an Karotte, Rote Beete oder Brokkoli sind im Smoothie erlaubt. Gemüse wie Schwarzwurzeln, Kartoffeln und grüne Bohnen sind allerdings roh unbekömmlich und sollten nicht mitgemixt werden. Auch Aubergine, Fenchel, Kürbis, Lauch und Pilze haben im Smoothie nichts verloren.

Welcher Mixer?

Sie können mit einem Pürierstab oder einem einfachen Mixer schon einen halbwegs guten Eindruck von Smoothies bekommen, doch wenn Sie wirklich cremige und gut schmeckende Getränke haben möchten, müssen Sie sich einen guten Mixer besorgen. Am allerbesten ist ein Mixer mit einer Umdrehungszahl von mindestens 30 000 pro Minute, der mühelos alle harten Kerne und störrischen grünen Blätter zerkleinern kann. Die besten Mixer sind der Vitamix (ab 650 Euro) und der Revoblend (ab 550 Euro), die beide ausgezeichnet sind.

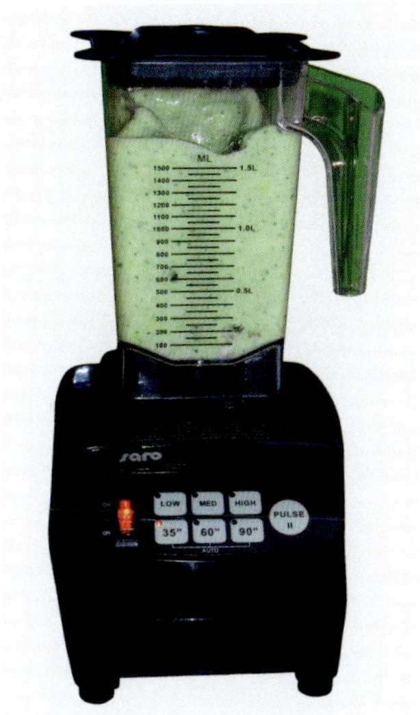

Der JTC Omniblend Mixer

Doch es gibt auch hervorragende günstigere Geräte: ich empfehle gerne den Gastronomiemixer JTC Omniblend Modell TM800V (von Saro). Dieser Mixer püriert in drei Geschwindigkeiten bis zu 38 000 Umdrehungen pro Minute und steht dem Vitamix in seiner Leistung in nichts nach. Damit der Inhalt genauso cremig und „smooth“ wie beim Vitamix wird, muss man nur den Inhalt ein klein wenig länger pürieren. Er ist ab ca. 270 Euro erhältlich und bietet verglichen mit den anderen Hochleistungs-Mixern ein äußerst gutes Preis-Leistungs-Verhältnis.

Man bekommt aber auch ganz gute Smoothies mit günstigeren Geräten. In einer niedrigeren Preisklasse kann ich z.B. den WMF Kult Pro Standmixer (ab 130 Euro) mit einem 1,8 Liter-Glasbehälter empfehlen. Er hat weniger Power als der Saro-Mixer, aber ich war mit dem Smoothie auch ganz zufrieden.

Easy Detoxfood

Sie trinken morgens, mittags und abends eine große Portion Wildkräuter-Smoothie. Und was dürfen Sie darüber hinaus essen?

Morgens: Da läuft der Körper auf Hochtouren, um zu entgiften. Deshalb ist nur eine große Portion Wildkräuter-Smoothie erlaubt. Trinken Sie, bis Sie wirklich satt sind.

Mittags: Nachdem Sie eine zweite Portion Smoothie getrunken haben, gönnen Sie sich einen großen leckeren Salat mit knackigem Gemüse und Salat.

Abends: Trinken Sie den Rest Ihres täglichen Smoothies. Und nun haben Sie zwei Möglichkeiten und müssen sich entscheiden, wie Sie die easy Detoxkur angehen möchten.
Erste Variante: Sie bleiben streng bei Rohkost, dann stehen am Abend wiederum Salat oder Rohkostsnacks auf dem Speiseplan. Das bringt die schnellsten Detox-Ergebnisse, kann aber auch ganz schön herausfordernd sein.
Zweite Variante: Sie bereiten sich am Abend eine warme Mahlzeit aus gedünstetem Gemüse und wenig Getreide oder Hülsenfrüchten zu. Auch mit der zweiten Variante werden Sie wunderbar und effektiv entgiften, aber etwas langsamer und schonender als bei der ersten Variante.

Zwischendurch: Wenn Sie Hunger haben, essen Sie kleine Rohkostsnacks wie z.B. Karottenstückchen und Chicorée mit Senfdipsauce. Oder eine halbe Avocado mit Zitronensaft.

Obst: Jeder Tag ein saurer Apfel im Smoothie ist Pflicht, und ein weiteres Stück Obst für den Smoothie (oder die Entsprechung von einem Stück). Essen Sie bitte kein Obst außerhalb des Smoothies. Zitronensaft so viel Sie wollen.

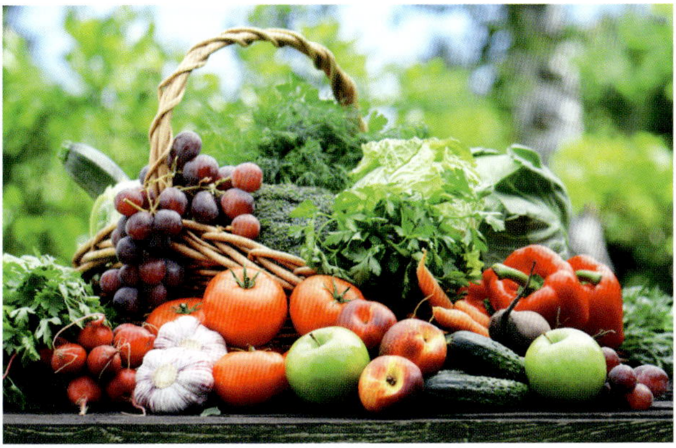

Gemüse: An Gemüse und Salat können Sie sich rundum satt essen: Eisbergsalat, Spinat, Portulak, Wirsing, Brokkoli, Kohlrabi, Grünkohl, Chinakohl, Zucchini, Tomaten, Gurken, Radieschen, Paprika, Avocado, Rote Beete, Karotten, Sellerie, Blumenkohl, Wurzelpetersilie, Zwiebeln, Knoblauch und noch mehr. Nur bei Kartoffeln und Süßkartoffeln sind bei der zweiten Variante nicht mehr als zwei große Stücke erlaubt.
Dünsten Sie für die warme Abendmahlzeit das Gemüse in wenig Wasser, das ist die schonendste Zubereitung.

Hülsenfrüchte: Bei der zweiten Variante können Sie sich leckere Gerichte aus Hülsenfrüchten zubereiten. Linseneintopf mit Gemüse und Kurkuma oder Weiße-Bohnen-Salat mit Zwiebeln.

Getreide: Erlaubt sind bei der sanften Detoxvariante kleine Portionen Hirse, Buchweizen, Amaranth oder Quinoa am Abend. Dazu können

Sie gedünstetes Gemüse essen, soviel Sie möchten. Und vorweg natürlich einen leckeren Salat.

Würzmittel: Sie können alle Gewürze und Kräuter verwenden. Mit Senf, Meerrettich, Aywar, Wasabi-Paste, Gemüsebrühe, Zitronensaft und wenig Salz können Sie Ihr Essen würzen. Koriander ist besonders für eine Frühjahrskur geeignet, da er entgiftend wirkt.

Öle: Für Salate nehmen Sie nur wenig hochwertiges Olivenöl. Zum Kochen und Braten ist das Beste Kokosnussöl, über dessen hervorragende Eigenschaften schon ganze Bücher geschrieben wurden. Es wirkt entzündungshemmend, blutzuckersenkend, hilft bei verschiedensten Darmbeschwerden, wirkt stärkend auf Herz-und Kreislaufsystem und noch einiges mehr. Auch wenn Sie die erste Variante der Frühjahrskur machen, ist ein Esslöffel Kokosnussöl am Tag hilfreich. Sonnenblumenöl und Distelöl begünstigen Entzündungen im ganzen Körper und sollten niemals verwendet werden. Rapsöl ist besonders gefährlich, da bei der Produktion fast immer gesundheitsschädliche Transfettsäuren entstehen. Da Olivenöl einen niedrigen Rauchpunkt hat, sollte man nicht damit kochen.

Essig: Für die Salatsoße lieber Apfelessig anstatt Balsamico verwenden, da dieser sehr sauer im Körper verstoffwechselt wird; oder natürlich Zitronensaft.

Nüsse, Samen und Kerne: Davon können Sie sowohl bei der strengen wie auch bei der soften Variante naschen. Eine Handvoll am Tag. Lecker schmecken auch Samen und Kerne im Salat, oder zwischendurch als kleiner Snack. Sie können auch Mandelmilch trinken.

Süßungsmittel: Ein guter natürlicher Süßstoff ist Stevia, das 300 mal süßer ist als Zucker und aus den Blättern der Steviapflanze gewonnen wird. Stevia gibt es flüssig oder in Tablettenform und ist überall erhältlich. Manchmal hat es einen leichten Nachgeschmack. Xylit hingegen schmeckt ganz und gar wie Zucker und sieht auch so aus. Es ist ein Zuckeraustauschstoff und wird aus Maiskolben gewonnen. In Skandinavien wird es schon länger als Kariesprophylaxe genutzt (abends damit den Mund ausspülen) und wirkt anders als Zucker kaum blutzuckersteigernd. Xylit hat den Studien nach nur positive Auswirkungen auf die Gesundheit. Man kann allerdings nur zwei bis drei Teelöffel am Tag zu sich nehmen, sonst drohen Durchfall und Blähungen.

Getränke: Trinken Sie Kräutertees und Wasser! Sie müssen viel trinken, um wirklich die Entgiftung zu fördern und am Laufen zu halten. Das ist sehr wichtig. Trinken Sie je nach Körpergewicht 2 bis 3 Liter am Tag. Ohne genügend Wasser ist die Wahrscheinlichkeit hoch, dass Sie deutliche Entgiftungssymptome bekommen.

Ich habe absichtlich keine Rezepte mit aufgeführt, damit Sie völlig frei sind, sich Ihre eigenen Mahlzeiten aus Ihrem eigenen Fundus zuzubereiten. Kochen Sie sich bei der soften Variante einfache Gerichte wie Linseneintopf, Gemüsesuppe, gedünstetes Gemüse mit Hirse oder Amaranth. Und vorweg etwas Salat. Oder wenn Sie Lust auf Süßes haben, kochen Sie sich etwas Hirse in Mandelmilch mit Nüssen, Zimt und Stevia.

Und nochmals zur Erinnerung: während der nächsten 10 Tage kein Fleisch, kein Fisch, keine Milchprodukte, keine Eier, kein Kaffee (außer eine kleine Tasse, wenn Sie es sonst nicht aushalten), keine Limonade, nichts Frittiertes, keine Fertiggerichte, kein Zucker, kein glutenhaltiges Getreide. Halten Sie durch, es lohnt sich!

Den Darm durchputzen

Glaubersalz

Es ist sehr wichtig, dass der Darm von hartnäckigen Ablagerungen und Schleimresten gereinigt und befreit wird, sonst werden weder genügend Nährstoffe aufgenommen noch Toxine effektiv ausgeschieden. Am ersten Tag der easy Detoxkur machen Sie einen gründlichen Putzdurchgang und nehmen Glaubersalz, um den gesamten Darm durchzuputzen. Das ist mit ein Grund, warum man den ersten Tag am besten zu Hause verbringen sollte. Das Salz, das eine etwas grobkörnige Struktur hat, bekommen Sie günstig in jeder Apotheke. Geben Sie ein bis zwei gehäufte Teelöffel Glaubersalz in ein großes Glas lauwarmes Wasser, rühren es um und achten darauf, dass die Salzkristalle gut aufgelöst sind. Am besten trinken Sie es schnell in einem Zug, da es sehr bitter schmeckt. Das Glaubersalz beginnt nach ein bis drei Stunden zu wirken; bleiben Sie in der Nähe einer Toilette, da Sie wahrscheinlich mehrere Anfälle von Durchfall bekommen werden. Wichtig: da Sie viel Wasser verlieren, sollten Sie an diesem Tag besonders viel trinken. Das ist keine besonders angenehme Prozedur, aber die gute Nachricht ist: Sie müssen das nur einmal zu Beginn der Frühjahrskur machen. Wenn Sie sich gar nicht zum Glaubersalz durchringen können, machen Sie statt dessen einen Einlauf.

Basischer Einlauf

Durch einen Einlauf werden ältere Kotreste, Schleimreste und schädliche Mikroorganismen entfernt. Der Darm wird dadurch enorm entlastet und die Entgiftung dadurch vielfach gefördert, also lassen Sie diese Anwendung, die gar nicht so schlimm ist, wie sie klingt, nicht einfach leichtfertig weg. Um die Entgiftung und Entsäuerung noch mehr zu fördern, machen wir statt puren Wassereinläufen basische Einläufe. Besorgen Sie sich dafür einen Irrigator aus der Apotheke (lassen Sie sich dort die Anwendung erklären) und füllen Sie ihn mit folgender Mischung: einen halben Liter Wasser in Körpertemperatur, einen Esslöffel Natron und einen Esslöffel Meersalz. Haben Sie die Mischung erkannt? Genauso wie wir die Haut beim Basenbaden von außen reinigen und entsäuern wir nun den Darm von innen.

Spülen Sie mit diesem basischen Wasser alle zwei Tage – oder gerne auch jeden Tag – Ihren Darm. Versuchen Sie, nachdem Sie das Basenwasser haben einlaufen lassen, dieses mindestens 10 Minuten bei sich zu behalten, auch wenn Sie wahrscheinlich schon vorher dringenden Stuhldrang spüren. Bewegen Sie sich ein wenig während der 10 Minuten, vielleicht machen Sie ein paar einfache Gymnastikübungen, damit das Basenwasser in Ihnen so richtig durchputzen kann. Wenn Sie zu Beginn nicht den ganzen halben Liter aufnehmen können, machen Sie nach dem Stuhlgang mit dem restlichen Basenwasser noch einen Einlauf.

Das Ganze dauert insgesamt nur 15 bis 20 Minuten und ist wirklich nicht so unangenehm, wie man vielleicht denkt; und auf der Toilette sieht man ja, was da alles wenig Appetitliches rauskommt. Das möchte man ja nicht weiter mit sich rumschleppen.

Auch außerhalb der Frühjahrskur können Sie den Einlauf im Hinterkopf behalten, denn er bringt oft schnelle Erleichterung bei allem möglichen Unwohlsein. Einläufe helfen vor allem bei Erkältungen und Kopfweh, Schmerzen und Fieber und bei chronischen Entzündungen, weil die Wiederaufnahme der Gifte unterbunden und so effektiv entgiftet wird. Das entlastet den ganzen Körper in Minutenschnelle.

Wenn Sie übrigens vermuten, dass in Ihrem Darm noch mehr schwelen könnte, lassen Sie Ihren Stuhl von einem Heilpraktiker oder Arzt, der sich damit gut auskennt, auf Bakerienbesiedlung, Pilze und eventuelle Entzündungen untersuchen.

Chlorella und Heilerde

Die Chlorella-Alge

Die Chlorella-Alge ist ein wahres Wunderwerk der Natur und eines der besten Nahrungsergänzungsmittel, die es gibt. Chlorella schützt die Leber vor den vielen Giften, die täglich in sie strömen, stimuliert die Bildung roter Blutkörperchen und aktiviert den Zellstoffwechsel.

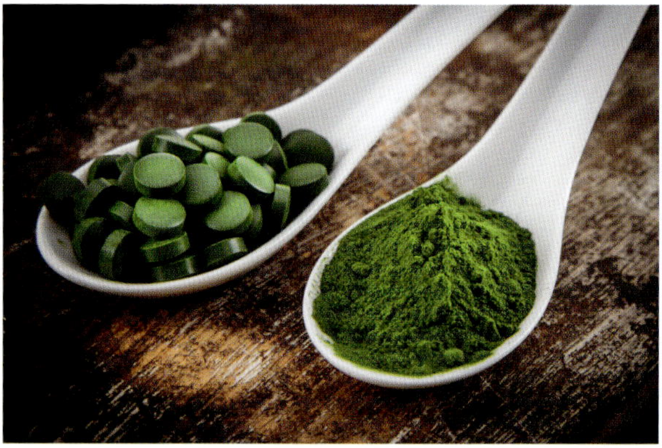

Sie erhöht den Sauerstoffanteil im Blut und macht uns leistungsfähiger. Sie stärkt das Verdauungs- und das Kreislaufsystem und schützt vor den Auswirkungen freier Radikaler, wirkt also entzündungshemmend und krebsvorbeugend, und das ist noch bei weitem nicht alles.

Dies wird vor allem durch eine Fülle an Vitalstoffen und sekundären Pflanzenstoffen bewirkt. Sie enthält wertvolle Fettsäuren, alle wasser- und fettlöslichen Vitamine und reichlich Kalzium, Magnesium, Kalium und Natrium, Eisen, Zink, Selen und noch weitere Mineralien. Sie hat die stärkste Konzentration an Chlorophyll von allen Pflanzen auf der Erde und wirkt somit stark blutbildend und blutreinigend.

Durch ihre wunderbaren Eigenschaften kann man die Chlorella-Alge uneingeschränkt als tägliche Nahrungsergänzung empfehlen, aber besonders hilfreich ist sie uns in Zeiten, in denen wir unseren Körper entgiften möchten. Da ist die Chlorella-Alge nämlich unübertrof-

fen: sie bindet im Darm verschiedenste Gifte wie Medikamenreste, Schwermetalle und ganz normale Stoffwechselabbauprodukte und geht mit ihnen untrennbare Verbindungen ein, die dann mit dem Stuhlgang ausgeschieden werden.
Am besten besorgen Sie sich schon im Vorfeld der Frühjahrskur Chlorella-Algen und achten Sie dabei besonders auf eine hohe Qualität. Der Hersteller oder Verkäufer sollte die Inhaltsstoffe und den Ursprung nachweisen können. Wenn die Algen nämlich aus belasteten Seen stammen (Chlorella sind Süßwasseralgen) können Algen schon bei ihrer Aufzucht Toxine aufnehmen. Zum Glück wird Chlorella inzwischen auch künstlich gezüchtet.
Es gibt die Alge als Pulver, in Kapseln abgefüllt oder als Presslinge. Wenn Sie Chlorella als Pulver kaufen, ist sie etwas günstiger, allerdings auch schwieriger einzunehmen, da sie sehr intensiv schmeckt. Eine gute Alternative ist, dass Sie das Chlorella-Pulver Ihrem Smoothie beifügen. Wenn Sie den sehr „grünen" Geschmack, den Sie ja sowieso schon durch die Wildkräuter haben, nicht noch mehr unterstützen möchten, empfehle ich Ihnen Presslinge. Nehmen Sie jeden Tag in zwei Portionen Chlorella-Algen zu sich, und fangen Sie mit einer kleinen Dosis von zwei oder drei Gramm pro Tag an. Nehmen Sie jeden Tag ein klein wenig mehr Chlorella zu sich, wie jeden Tag ein Gramm mehr; so gewöhnen Sie sich langsam daran.

Heilerde

Wir haben mit Chlorella ein hervorragendes Bindemittel zur Verfügung, doch es kann nicht schaden, bei all dem Zeugs, was beim Entgiften in unseren Darm kommt, noch ein weiteres Geschütz aufzufahren. Deshalb unterstützen wir die Reinigung zusätzlich durch Heilerde.
Heilerde besteht aus naturreinem aus der Eiszeit stammenden Löss, dessen Inhaltsstoffe sich je nach Abbaugebiet immer etwas unterscheiden. Es enthält große Mengen an Mineralstoffen und Spurenelementen wie Kieselsäure, Kalium, Magnesium Eisen, Zink, Kupfer

und noch viele mehr. Heilerde kann man auch gut bei vielen gesundheitlichen Problemen äußerlich anwenden, doch uns interessiert hier vor allem die innere Anwendung. Heilerde besitzt nämlich wie Chlorella eine hohe Adsorptionsfähigkeit und kann Gifte, Erreger, Cholesterin und Abbauprodukte des Stoffwechsels im Darm binden und die Wiederaufnahme der Toxine in die Blutbahn hemmen. Zudem ist der hohe Anteil an Kieselsäure hilfreich für schöne Haare und Nägel und festes Bindegewebe.

Nehmen Sie morgens und abends jeweils einen Teelöffel Heilerde in einem halben Glas Wasser zu sich. Es schmeckt angenehm erdig; als Zugabe in den Smoothie ist es allerdings nicht geeignet.

Basenbaden tut gut

Das Baden mit basischen Zusatzstoffen ist in den letzten Jahren wieder populärer geworden. Kein Wunder, denn dabei kann man wirksam und doch sanft entgiften, während man ganz gemütlich und entspannt in der Wanne liegt. Beim Basenbaden handelt es sich um eine effektive Methode, Toxine und Stoffwechsel-Abbauprodukte über unser Entgiftungsorgan Haut, also immerhin fast zwei Quadratmetern Fläche, auszuscheiden. Dabei nutzen wir das Gesetz der Osmose, was bedeutet, dass wenn ein basisches und ein saures Milieu zusammenkommen, es eine Ausgleichsbewegung zwischen den beiden gibt.

Da wir durch unsere Ernährung in der Regel übersäuert sind, ist auch unser Gewebe und unsere Haut sauer. Wenn wir nun in basischem Badewasser liegen, werden Säuren und damit auch Giftstoffe kontinuierlich über die Haut ausgeschieden. Außer dem, dass Toxine ausgeschwemmt werden, wird das Gewebe generell alkalischer, was sehr nützlich ist, da Entgiftung viel besser in einem basischen Milieu geschieht.

Für jedes Bad nehmen Sie:

500 g Meersalz und
250 g Haushaltsnatron (Soda, Natriumhydrocarbonat)

Das Meersalz dabei hat die Funktion, ein zu starkes Auslaugen der Haut zu verhindern. Geben Sie alles in die Wanne und baden Sie mindestens eine Stunde so heiß wie möglich. Wenn Sie die Entgiftung noch mehr unterstützen wollen, bürsten Sie sich alle 10 Minuten mit einer Bürste oder einem Schwamm ab. Vermeiden Sie Duschgel nach dem Baden – das können Sie ja davor benutzen – und trocknen Sie sich nur wenig ab, bevor Sie sich ausruhen oder am besten gleich ins Bett gehen. Bei den ersten Bädern werden Sie oft noch merken, dass das Badewasser etwas dreckig und grau wird. Das sind die Toxine und Säuren, die ausgeschieden wurden und jetzt nicht mehr Ihren Körper belasten.

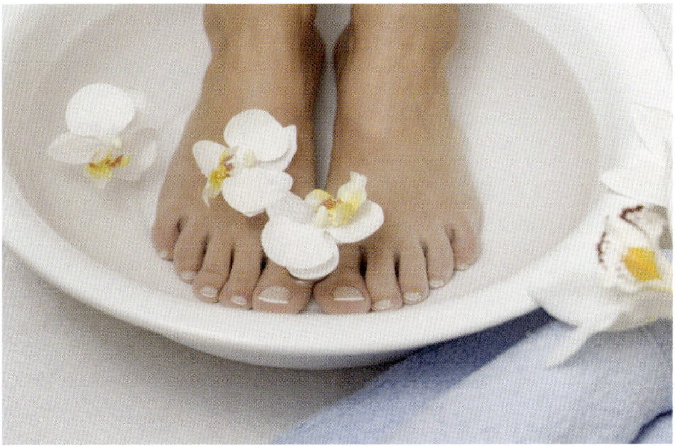

Die Basenbäder haben noch einen weiteren feinen Nebeneffekt: die Haut wird wunderbar weich und zart und lernt, sich wieder selbst zu fetten, so wie es eine gesunde Haut machen sollte. Die Haut wird auch elastischer und Falten werden mit der Zeit weniger. Nehmen Sie deshalb einen Waschlappen mit in die Wanne und beträufeln Sie immer wieder Ihr Gesicht mit dem basischen Badewasser.

Wenn Sie keine Badewanne besitzen, behelfen Sie sich mit basischen Fußbädern. Da man hervorragend über die Fußsohlen entgiftet, ist das eine gute Alternative zum Vollbad. Es gibt übrigens auch fertige basische Basenbäder (z.B. Meine Base), die ebenfalls empfehlenswert sind, nur ein wenig teurer in der Anwendung.
Nehmen Sie mindestens alle zwei Tage während der Frühjahrskur ein erfrischendes Basenbad. Diese Bäder sind ein wahrer Jungbrunnen und so wohltuend, dass Sie sie wahrscheinlich auch nach der Kur nicht mehr missen möchten.

Bürstenmassagen

Eine weitere tolle Unterstützung für das Entgiften über die Haut ist die trockene Bürstenmassage. Abgestorbene Hautzellen werden abgetragen und die Reste der Lotionen und Cremes weggebürstet, die meist wie ein Schleier auf der Haut liegen. Die Poren können sich wieder öffnen, die Durchblutung wird stark gesteigert und die Haut kann wieder entgiften und entsäuern. Das Lymphsystem wird ebenfalls durch das Bürsten angeregt und somit auch die innere Entgiftung gefördert. Und natürlich wird die Haut auch wunderbar weich und zart.
Bürsten Sie während der Frühjahrskur täglich vor dem Duschen mit langen Strichen Ihre Beine und Arme in Richtung Körpermitte; am Po und Oberschenkel können Sie auch kreisende Bewegungen machen; ebenfalls an Bauch und Brust. Übrigens macht das richtig fit und wach, deswegen ist es kurz vor dem schlafen gehen nicht das Richtige. Übrigens: wenn Sie schon beim Basenbaden bürsten, ist das völlig ausreichend.

Der Leberwickel

Manchmal sind die altbewährten Hausmittel doch die besten, und hier ist eines davon: der Leberwickel. Ein heißer und feuchter Leberwickel steigert die Durchblutung der Leber um bis zu 40 % und wirkt wie eine kleine Energiespritze. So wird der Stoffwechsel angekurbelt und die Entgiftungsleistung der Leber stark angeregt.
Und so geht's: Sie brauchen für den Leberwickel ein kleines Handtuch, ein großes Handtuch und eine Wärmflasche. Sie füllen die Wärmflasche mit nicht allzu viel heißem Wasser, tauchen das kleine Handtuch ebenfalls in heißes Wasser hinein und wringen es gut aus – Achtung, nicht die Finger verbrennen. Dann legen Sie das kleine Handtuch doppelt gefaltet auf die Leberregion am rechten Oberbauch. Packen Sie die Wärmflasche darauf und falten Sie das große Handtuch mehrfach herum, so dass Sie gemütlich liegen können. Decken Sie sich gut zu und gönnen Sie sich eine halbe Stunde oder etwas mehr Ruhe. Der heiße Leberwickel ist ungemein entspannend und schlaffördernd, also können Sie die Zeit auch für ein kleines Mittagsschläfchen nutzen. Die Mittagszeit zwischen 12 und 14 Uhr ist die beste Zeit für den Leberwickel, aber wenn es nicht anders geht, können Sie ihn auch am Abend machen. Empfehlenswert ist der Leberwickel jeden Tag während der Smoothiekur, aber an jedem zweiten Tag ist auch gut.

Einfach gehen!

Bewegung aktiviert Ihren ganzen Körper, bringt Ihren Kreislauf in Schwung und somit auch das Ausleiten der Giftstoffe. Bewegen Sie sich deshalb während der Frühjahrskur jeden Tag mindestens eine halbe Stunde. Die natürlichste Bewegung ist einfach spazieren zu

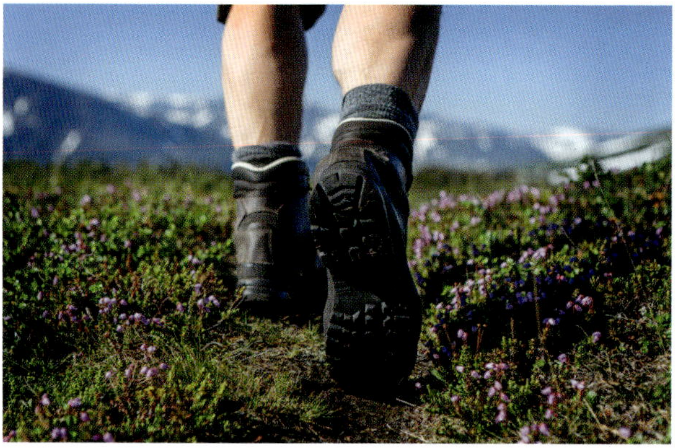

gehen. Ziehen Sie sich gute Schuhe an und dann raus an die frische Luft! Gehen Sie relativ stramm, aber so, dass Sie sich noch gut unterhalten könnten, wenn Sie wollten. Wenn Sie lieber schwimmen, Rad fahren oder joggen gehen möchten, ist das natürlich auch ganz wunderbar. Oder Trampolin springen oder Tennis spielen oder was Ihnen sonst noch einfällt, die Hauptsache ist, dass Sie jeden Tag etwas in Bewegung kommen.

Mehr Energie in fünf Minuten

Für die folgenden kleinen Energieübungen brauchen Sie nur wenige Minuten, und doch haben sie eine große Wirkung. Sie fühlen sich nach den Übungen zentrierter und lebendiger und damit auch sonniger und heiterer. Probieren Sie es aus!

Thymusdrüse klopfen

Mit dem Klopfen der Thymusdrüse wecken Sie wieder Ihre Lebensgeister und vertreiben Müdigkeit und Angespanntheit. Aktivieren Sie die Thymusdrüse, indem Sie sie ungefähr eine Minute lang locker mit allen Fingerspitzen einer Hand beklopfen. Sie befindet sich mittig hinter dem Brustbein, ungefähr vier Finger breit unterhalb der Halskuhle. Das können Sie auch immer wieder den Tag über machen; das tut gut und hilft prima gegen Stress und zuviel Grübelei.

Dehnen und Räkeln

Haben Sie schon bemerkt, dass Sie Ihren Körper kaum bewegen, wenn Sie müde und schlecht gelaunt sind? Wenn wir allerdings dann anfangen, uns zu bewegen, auch wenn wir uns zuerst nicht danach fühlen, können wir gar nicht anders als wieder fröhlicher und fitter zu werden. Stehen Sie auf und fangen Sie an, sich zu dehnen und zu strecken; nehmen Sie die Arme weit nach oben und stellen Sie sich vor, Sie wollten mit Ihren Händen den Himmel erreichen; dehnen und drehen Sie sich nach links und rechts; drehen Sie Ihren Kopf langsam nach links und rechts; lassen Sie Ihren Oberkörper in Richtung Boden sinken: vielleicht möchten Sie auch auf den Boden gehen und sich dort langsam und genüsslich dehnen und räkeln, so wie es Ihnen gerade gut tut. Fühlen Sie in sich hinein, was sich stimmig und belebend anfühlt.

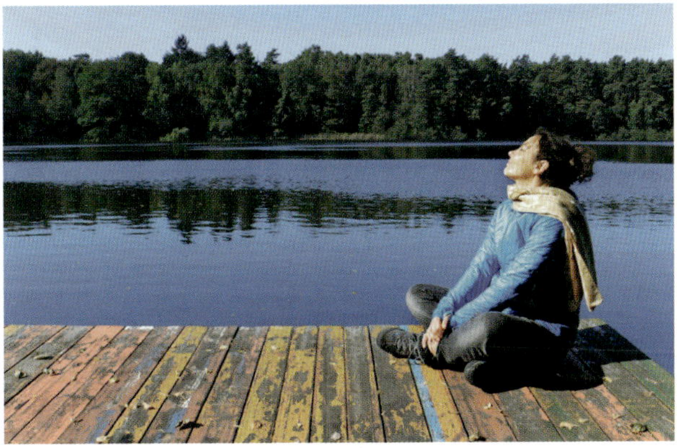

Es geht hier nicht um Gymnastik, sondern darum, die Energie wieder ins Fließen zu bringen, sich und die eigenen Bedürfnisse zu spüren und einfach den Moment zu genießen.

Grimassen schneiden

Und nun das Gleiche mit Ihrem Gesicht. Beleben Sie Ihr Gesicht, strecken Sie die Zunge weit raus und reißen Sie die Augen auf; ziehen Sie eine Schnute, machen Sie Ihr Gesicht so klein wie möglich, ziehen Sie alle möglichen Grimassen und erfreuen Sie sich daran. Das bringt sofort gute Laune.

Lachyoga

Lachyoga hat sich in den letzten Jahren über die ganze Welt verbreitet, und das mit gutem Grund. Lachen macht glücklich und entspannt Körper, Geist und Seele. Versuchen Sie es: Suchen Sie sich ein ungestörtes Örtchen und lachen Sie einfach ohne Grund drauflos! Lachen und lachen Sie; anfangs ist es wahrscheinlich ein bisschen verkrampft und bemüht, das ist normal, aber nach ein oder zwei Minuten, wenn Sie hineinkommen, merken Sie, wie gut es tut und sofort Ihre Stimmung hebt. Wenn das nicht ganz alleine klappen sollte, rufen Sie am Computer ein youtube-Video mit Lachyoga auf. Das ist so lustig und ansteckend, dass Sie keinerlei Mühe haben werden, mitzulachen. Oder gehen zu einem der Lachyoga-Treffen, die es inzwischen in allen Städten gibt.

Schütteln und leuchten

Das ist eine sehr schöne zentrierende Übung, die ursprünglich aus dem Chi Gong kommt. Sie ist die perfekte Unterstützung für eine Entgiftungskur. Sie befreit uns auf seelischer Ebene von Ballast und ist ein wunderbarer Einstieg morgens in den Tag. Spüren Sie in sich hinein, wie lange Sie jeden Teil dieser Übung machen möchten.

1. Stehen Sie ungefähr hüftbreit und lassen die Knie locker; die Arme hängen seitlich am Körper. Nun fangen Sie an, leicht mit den Beinen zu wippen und sich zu schütteln. Schütteln Sie leicht Ihren ganzen Körper, Ihre Arme, Ihre Beine, Ihren Rumpf, mit der Vorstellung, dass Sie alles, was Sie beschwert und belastet, in sich locker schütteln.

2. Nun stehen Sie wieder still und stellen sich vor, wie alles Schwere und Belastende, was in Ihrem Körper und Energiesystem locker geschüttelt wurde, nun Ihren Körper in Richtung Boden herabfließt. Lassen Sie nun alles, was Sie loswerden möchten, Ihren Körper hinabfließen und über Ihre Fußsohlen, die sich zum Boden öffnen, abfließen.

3. Sie stehen still. Alles Schwere und Belastende hat Ihren Körper verlassen. Genießen Sie diese neue innere Reinheit und Ruhe und stellen sich vor, wie Ihr Körper rundum leuchtet, als wären Sie eine Lichtquelle aus sich selbst heraus.

In den Körper hineinlächeln

Und hier noch eine kleine Meditationsübung für Ihre seelische Gestimmtheit.
Setzen Sie sich langsam und entspannt hin, ob auf den Boden, auf ein Kissen oder einen Stuhl ist ganz egal, aber Ihr Rücken sollte einigermaßen gerade sein, sonst haben Sie Schwierigkeiten, präsent zu sein. Schließen Sie die Augen. Atmen Sie für einige Momente ruhig und bewusst ein und aus und lassen Sie die Energie der Eile gehen. Sie haben in diesem Moment alle Zeit der Welt.
Atmen Sie jetzt mit jedem Ausatmen den Stress und die Unruhe aus Ihrem Körper und Ihren Gedanken hinaus. Wenn Sie ruhiger geworden sind, lenken Sie Ihre Aufmerksamkeit zu der Idee des Lächelns. Ihre Gesichtszüge entspannen sich, ein ganz leichtes Lächeln umspielt nun Ihre Lippen. Lächeln Sie jetzt nach und nach in Ihren gesamten Körper hinein. Lächeln Sie in Ihr Gehirn hinein, in Ihre Augen, in Ihre Gesichtszüge, in Ihren Hals, in Ihren Brustkorb, in Ihre Lungen und so immer weiter, bis Sie Ihren ganzen Körper mit Ihrem Lächeln durchtränkt haben. Dann verweilen Sie eine Zeitlang in diesem guten Gefühl und genießen es.

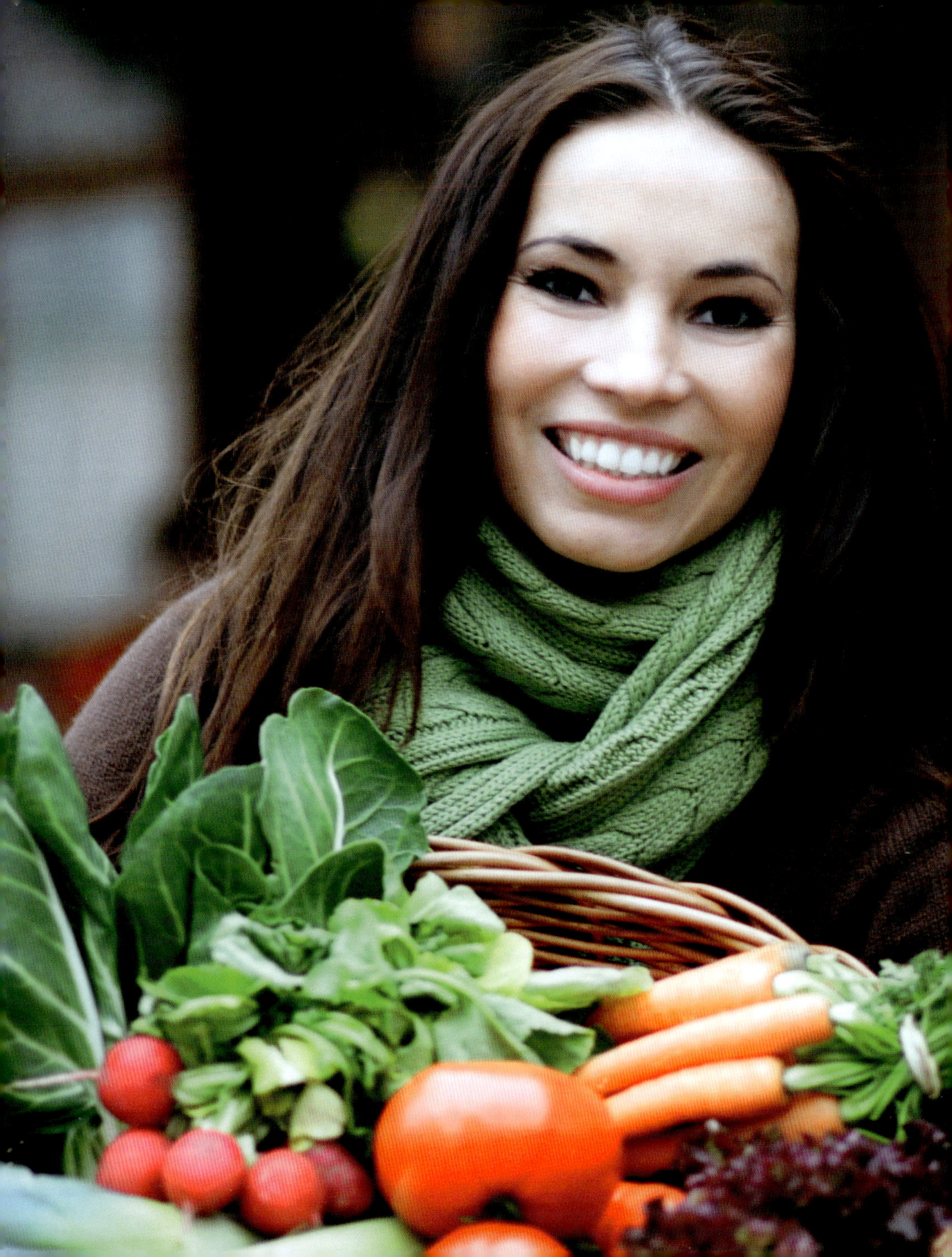

Der Detox-Plan für jeden Tag

Vorbereitungen und Einkaufsliste

- **Eine Woche vorher:** Bestellen Sie die Dinge im Versandhandel, die Sie schlecht in der Apotheke oder im Laden um die Ecke bekommen: Chlorella-Algen, Kokosnussöl und eventuell Stevia
- **Im Vorfeld:** einen Irrigator (Einlaufgerät), Glaubersalz, Heilerde, ein Basenbad (oder Natron und Meersalz), eventuell eine Bürste für die Massage
- **Für den Smoothie:** Stangensellerie, Bio-Zitronen, saure Äpfel, anderes Obst, Kurkuma, Spinat oder andere grüne Blätter, und – wissen Sie schon, wo Sie Ihre Wildkräuter pflücken gehen?
- **Für Ihre Gerichte:** Gemüse und Salate ganz nach Ihren Wünschen; Getreide ohne Gluten und Hülsenfrüchte; Nüsse, Samen oder Kerne; eine Ingwerknolle; Apfelessig, Mandelmilch, Gewürze

Der tägliche easy Detox-Plan

Vormittags

- Ein großes Glas heißen Ingwertee nach dem Aufstehen
- Ein oder zwei große Gläser Wildkräuter-Smoothie
- Jeden zweiten Tag einen basischen Einlauf
- Duschen mit Bürstenmassage
- Chlorella und Heilerde einnehmen

Mittags

- Ein oder zwei große Gläser Wildkräuter-Smoothie
- Ein leckerer Salat und rohes Gemüse
- Leberwickel und ausruhen

Nachmittags

- Spazieren gehen, oder...?
- Ihre Lieblings-Energieübungen
- Rohkkostsnacks und Nüsse naschen

Abends

- Chlorella und Heilerde einnehmen
- Ein großes Glas Wildkräuter-Smoothie
- Variante 1: Rohkost zu Abend; Variante 2: eine warme Abendmahlzeit mit Gemüse und Getreide
- Jeden zweiten Tag im Basenbad entspannen
- Früh ins Bett

• Nur am ersten Tag: Sie nehmen früh am Morgen Glaubersalz und bleiben in den nächsten Stunden im Haus. Ruhen Sie sich aus und nehmen Sie erst nach drei bis vier Stunden Ihren Morgensmoothie, die Chlorella-Algen und die Heilerde zu sich.
Am besten legen Sie den Beginn der Kur auf einen Tag, an dem Sie keine Verpflichtungen haben.

• Trinken Sie jeden Morgen ein großes Glas Ingwertee – ein Stück Ingwer raspeln oder in kleine Stückchen schneiden; 300 bis 400 ml heißes Wasser darüber gießen; den Saft einer halben Zitrone dazu – das regt die Verdauung und den Stoffwechsel an und hilft beim Entgiften.

• Die Energieübungen, das Spazieren gehen und das Basenbad machen Sie, wann Sie Lust dazu haben. Die gekochte Abendmahlzeit ist immer abends, da verträgt es der Körper besser als mittags.

Fragen und Antworten

Muss ich mich vor der Frühjahrskur ärztlich untersuchen lassen?

Sie leiten mit der easy Detoxkur auch effektiv Schwermetalle, Abbauprodukte von Medikamenten und andere Toxine aus, wobei Sie natürlich umso mehr ausscheiden, je länger Sie sie durchführen (bis es irgendwann natürlicherweise genug ist). Wenn man einigermaßen gesund ist oder leichtere chronische oder akute Erkrankungen hat, kann man die Frühjahrskur zur allgemeinen Reinigung und Stärkung des Körpers auch ganz ohne vorherige ärztliche Untersuchung machen.

Wenn Sie allerdings an Beschwerden leiden, von denen Sie nicht wissen, woher sie kommen oder wenn Sie vermuten, dass Sie stark mit Schwermetallen wie Blei, Aluminium, Quecksilber (Amalgam-Füllungen) oder anderem belastet sind, empfehle ich Ihnen, zu einem Arzt oder Heilpraktiker mit entsprechenden Fachkenntnissen zu gehen. Dieser kann anhand von Urin- und Bluttests schnell feststellen, ob und welche Giftstoffe Ihren Körper schwächen. Bei sehr starken Belastungen kann es sein, dass die Ernährungsumstellung und die Anwendungen der grünen Smoothie-Kur ein sehr guter Anfang sind, aber dass man noch weitere Maßnahmen ergreifen sollte wie z.B. Amalgam-Plomben zu entfernen oder formaldehydverseuchte Möbel auszurangieren. Ansonsten vergiftet man sich ja immer wieder aufs Neue! Bei sehr starken Beschwerden kann es auch nötig sein, noch schneller zu entgiften. Chelatbildner z.B., die als Infusion verabreicht werden, sind die wirksamsten Entgiftungsmittel für Schwermetalle. Gehen Sie wirklich nur zu jemandem, der sich mit dem Thema Entgiftung und Ausleitung von Schadstoffen auskennt; diese Kenntnisse hat nicht jeder Arzt, und auch lange nicht jeder Heilpraktiker.

Noch ein kleiner zusätzlicher Tipp: Lassen Sie Ihre wichtigsten Blutwerte und Ihren Blutdruck vor und nach der Detoxkur messen. Dann haben Sie zusätzlich zu Ihrem veränderten Wohlbefinden den Beweis, wie gut es Ihrem Körper tut, auch schwarz auf weiß.

Kann ich während der Detoxkur meine Medikamente absetzen?

Setzen Sie verschreibungspflichtige Medikamente nicht selbstständig ab. Wenn Sie – wie es häufig der Fall ist – schon nach wenigen Tagen ein Nachlassen Ihrer Symptome spüren, gehen Sie zu Ihrem Arzt oder Heilpraktiker und sprechen Sie mit ihm darüber. Auch hier gilt: gehen Sie nur zu jemandem, der sich mit der Thematik Entgiftung auskennt.

Die Detoxkur ist mir zu streng; kann ich sie für mich abändern?

Diese Frühjahrskur ist so konzipiert, dass Sie den maximalen Nutzen aus den Wildkräutern, Nahrungsmitteln und verschiedenen Anwendungen ziehen. So entgiften Sie schnell und wirksam und erkennen nach 10 Tagen einen sehr deutlichen Unterschied. Aber natürlich ist dies eine Umstellung der Lebensgewohnheiten, die in manchen Situationen einfach zu herausfordernd sein kann. Es gibt nicht nur schwarz oder weiß, sondern auch viele Grautöne. Bevor Sie also gar keine Frühjahrskur machen, wandeln Sie sie so ab, dass Sie wenigstens einen Teil durchführen können.

Vielleicht glauben Sie nicht, dass Sie es zeitlich schaffen, die Anwendungen wie Basenbäder oder Leberwickel durchzuführen. Oder vielleicht möchten Sie tagsüber Wildkräuter-Smoothies trinken und bei Ihrer Nahrung Fleisch und Milchprodukte weglassen, ansonsten aber ganz normal essen. Wenn das so ist, machen Sie das. Es ist besser, Sie verändern ein wenig, als dass Sie die Kur gleich ganz bleiben lassen. Sie werden ganz sicher von der Umstellung profitieren, nur eben nicht so sehr, wie wenn Sie das ganze easy Detox-Programm durchziehen.

Kann ich die Detoxkur auch mit nur zwei oder drei Wildkräutern machen?

Vielleicht wissen Sie nicht, wo Sie in Ihrer Nähe Bärlauch finden, oder Sie haben eine Aversion gegen Brennesseln? Wenn einer dieser Fälle für Sie zutreffen sollte, können Sie die easy Detoxkur auch mit nur zwei oder drei Wildkräutern machen. Jedes der vier Wildkräuter hat eine umfassende und breit gefächerte Heilwirkung. So profitieren Sie auch deutlich, wenn Sie die Kur mit nur zwei Kräutern machen. Den maximalen Gewinn erreichen Sie allerdings mit allen vier Wildkräutern!

Kann ich die Detoxkur auch im August oder September machen?

Die Wildkräuter sind voller Vitalstoffe, und das natürlich auch noch im Sommer bis in den Herbst hinein. Sie enthalten auch im Sommer und Frühherbst noch eine große Menge an Vitaminen, Mineralien, Enzymen und sekundären Pflanzenstoffen. Im Frühling, wenn die Triebe der Pflanzen neu austreiben, enthalten sie allerdings am allermeisten; das ist auch der Grund, warum traditionellerweise eine Entgiftungskur im Frühling gemacht wird. Sie werden trotzdem auch im Sommer und Herbst sehr von der Wildkräuter-Detoxkur profitieren.

Was ist, wenn ich zwischendurch Heißhunger bekomme und etwas esse, was nicht auf dem Plan steht?

Sie haben plötzlich Lust auf etwas Süßes bekommen und sich eine Plunder vom Bäcker geholt? Nicht so schlimm; der Entgiftungsprozess ist zwar für kurze Zeit unterbrochen, aber wenn Sie sich danach wieder an den Plan halten, ist das nur eine kleine Störung im Reinigungsprozess. Machen Sie mit Ihrem Detox-Programm weiter und verlängern Sie Ihre Entgiftung um einen Tag.

Wie lange kann ich die Detoxkur fortsetzen?

Sie können die strenge Variante nur mit Rohkost bis zu vier Wochen ohne Probleme fortführen; die sanfte Variante mit einer abendlichen warmen Mahlzeit noch weit länger. Bei längerer Dauer entgiften Sie und reinigen Sie Ihren Körper noch tiefgreifender. Bei einer Dauer über vier Wochen wäre es allerdings angebracht, noch einige andere Wildkräuter in den Speiseplan mit einzubeziehen und sie öfter abzuwechseln.

Ich mag kein Obst in meinem Smoothie

Die Wildkräuter und grünen Blätter sind weit wichtiger als das Obst. Lassen Sie es einfach weg und ersetzen Sie es durch eine zusätzliche große Ration grüner Blätter verschiedenster Art, die Sie Ihrem Smoothie beimischen.

Ich habe gehört, die Oxalsäure in grünen Smoothies sei gefährlich?

Es gibt immer wieder Menschen, die alles, was uns wirklich gut tut, wie Vitamine, bestimmte Nahrungsmittelergänzungen, grüne Smoothies oder auch Wildkräuter-Smoothies in Verruf bringen wollen. Ein Gerücht besagt, dass zu viel Oxalsäure in den Smoothies steckt und sie deswegen zu Nierensteinen führen können.

Das ist schlichtweg nicht wahr! Die meisten Menschen fühlen schon nach kurzer Zeit, wie gut ihnen grüne sowie Wildkräuter-Smoothies tun. Es gibt tatsächlich manche grüne Blätter, die Oxalsäure enthalten; das sind Mangold, Spinat, Sauerampfer und die Blätter der Roten Beete. Dies sind alles Pflanzen mit vielen wertvollen Nährstoffen. Nierensteine bilden sich möglicherweise erst dann, wenn viele Bedingungen erfüllt werden, wie dass man sehr wenig Wasser trinkt, viel zu viel Kochsalz verwendet und man sehr sauer anstatt basisch isst. Die grünen Blätter sind hingegen voller wertvoller Nährstoffe wie Magnesium und Kalium und beugen daher eher einer Nierensteinbildung

vor als dass sie sie fördern. Wenn man dazu noch etwas Zitrone in den Smoothie hineingibt, helfen die Citrate sogar wirksam, vorhandene Nierensteine aufzulösen.
Menschen bekommen Nierensteine von ihrer herkömmlichen Ernährung; Smoothies helfen weit mehr, Nierensteine aufzulösen als neue zu bilden. Die Mengen an Mangold und Spinat, die in dieser Frühjahrskur empfohlen werden, sind völlig unbedenklich und äußerst gesund und hilfreich für Ihre Entgiftung.

Wo kann ich mich weiter über Smoothies, Ernährung und Entgiftung erkundigen?

Hier habe ich noch eine kleine Auswahl an Literaturhinweisen für Sie zusammengestellt:

- „Wildkräuter-Smoothies“ von Evelyne Laye – in diesem Buch beschreibe ich 15 bekannte Wildkräuter und wie man mit ihnen Wildkräuter-Smoothies herstellt.
- „Lass dich nicht vergiften – Warum uns Schadstoffe chronisch krank machen und wie wir ihnen entkommen“ von Dr. med. Joachim Mutter – ein umfassendes Buch über Entgiftung und was dabei zu beachten ist.
- „China Study: Die wissenschaftliche Begründung für eine vegane Ernährungsweise“ von T. Colin Campbell – die ausführlichste Ernährungsstudie der Welt, sehr interessant und gut für diejenigen, die mit harten Fakten argumentieren möchten.
- „Gesund in sieben Tagen“ von Dr. Raimund von Helden – interessantes Buch über Vitamin D3. Die meisten Infos bekommt man allerdings auch auf seiner Homepage „www.VitaminDelta.de“; auch die Fallberichte sind interessant.
- „Grüne Smoothies: Gesunde Mini-Mahlzeit aus dem Mixer“ von Christian Guth – das gelungene Standardwerk zu grünen Smoothies.
- „Stopp! Die Umkehr des Alterungsprozesses“ von Andreas Campobasso – interessantes Buch, das viele Anregungen gibt.

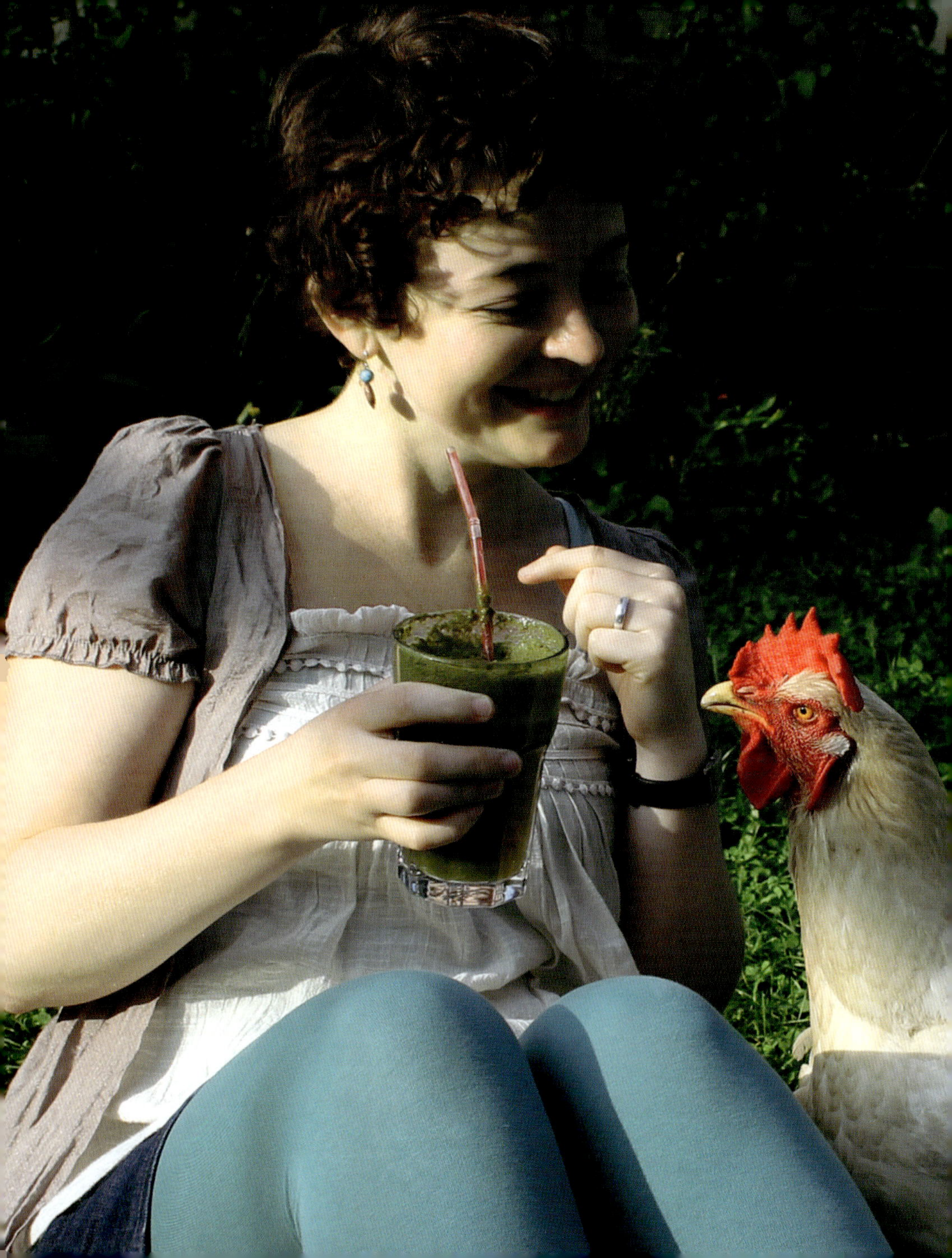

Inhaltsstoffe der Wildkräuter

Ätherische Öle

Ätherische Öle kommen in vielen Pflanzen vor, in den Stängeln, Blättern, Blüten und auch in den Wurzeln. Sie setzen sich aus sogenannten sekundären Pflanzenstoffen (sekundär deswegen, weil sie für die Pflanze nicht lebensnotwendig sind) zusammen, die einen hohen therapeutischen Nutzen haben. Oft haben die Pflanzenbestandteile einen starken und meist sehr angenehmen Geruch. Die Wirkungsweise der ätherischen Öle ist sehr vielfältig. Viele wirken antiseptisch, antibakteriell und entzündungshemmend. Darüber hinaus können sie harntreibend, krampflösend und anregend auf die Verdauungsorgane und Leber und Galle wirken. Gewonnen werden sie meist durch Dampfdestillation.

Bitterstoffe

Bitterstoffe sind der Oberbegriff für verschiedene chemische Gruppen, die sich dadurch auszeichnen, dass sie bitter schmecken. Sie regen stark die Ausscheidung von Enzymen im Speichel an, die den Körper stärken. Auch die Drüsen im Verdauungssystem werden angeregt, was eine bessere Verdauung bewirkt. Insgesamt stärken sie das Abwehrsystem des Menschen. Kaffee und Löwenzahn enthalten viele Bitterstoffe.

Carotinoide

Dies ist der Überbegriff für viele verschiedene Farbstoffe, die eine gelbe bis rötliche Farbe verursachen. Sie kommen in Pflanzen und Bakterien, aber auch in Haut und Schale von verschiedenen Tieren und in den Federn und Eiern von Vögeln vor. Das bekannteste Carotinoid ist das Provitamin A, was in der Karotte vorkommt. Sie haben alle eine antioxidative Wirkung und beugen so vielen Erkrankungen wie Krebs, Herz- und Kreislauferkrankungen und Alzheimer vor.

Cholin

Cholin ist ein primärer Alkohol, aus dem einer der wichtigsten Neurotransmitter Acetylcholin gebildet wird. Cholin findet sich in Gemüse, Getreide, Nüssen und vor allem in Eigelb.

Kumarin

Kumarin ist ein natürlich vorkommender sekundärer Pflanzenstoff, der dem Heu und dem Waldmeister seinen ganz eigenen würzigen Geruch gibt und der in vielen Pflanzen gefunden wird. Kumarin hilft dem Körper beim Sonnenschutz und fördern die Blutverdünnung, ist aber in größeren Mengen gefährlich für die Gesundheit.

Flavonoide

Flavonoide sind überall in unserer pflanzlichen Nahrung enthalten, vor allem in grünen Blättern (Blütenfarbstoffe gehören auch dazu). Diese sekundären Pflanzenstoffe wirken antioxidativ, was ihre positive Wirkung für den Menschen erklärt. Sie regen den Kreislauf an und haben entzündungshemmende und durchblutungsfördernde Effekte. Sie wirken auch antiallergisch und antikanzerogen.

Gerbstoffe

Gerbstoffe verbinden sich bei Kontakt mit Eiweiß mit diesen und verändern so ihre Eigenschaften. Sie kommen in vielen Pflanzen vor und wirken entzündungshemmend, zusammenziehend, gegen Bakterien und Viren und neutralisieren auch Gifte. Eine zu hohe Dosis an Gerbstoffen kann schädlich sein.

Kieselsäure

Als Kieselsäure werden die Sauerstoffsäuren des Siliziums bezeichnet. Bestimmte Pflanzengruppen nehmen besonders viel Kieselsäure, die zu den Mineralien gehört, aus der Erde auf. Sie ist unentbehrlich im Körper und fördert das Immunsystem, stärkt das Bindegewebe und die Blutgefäße und wird für den Aufbau von Haut, Haaren und Nägel gebraucht. Sie hemmt auch die Alterungsprozesse im Körper und wirkt gegen Entzündungen.

Mineralien

Mineralien wie z.B. Kalium, Magnesium oder Eisen gehören zu den allerwichtigsten Bausteinen in unserem Körper. Wir können sie nicht selbst produzieren, sondern müssen sie über die Nahrung aufnehmen. Sie sind unerlässlich als Gerüstsubstanz für das Bindegewebe und die Knochen und für körpereigene Enzyme und Hormone. Sie aktivieren Stoffwechselprozesse im Körper, regulieren den Wasserhaushalt und haben vielfältigste Funktionen.

Saponine

Die in Pflanzen weit verbreiteten Saponine sind schleimlösende Elemente, die festen Schleim verflüssigen können. Sie werden gerne bei festsitzendem Husten eingesetzt. Sie wirken stärkend und entzündungshemmend und auch hormonstimulierend. Wenn man sie schüttelt (im Mixer), machen sie meist einen seifenartigen Schaum.

Schleimstoffe

Schleimstoffe sind Bestandteil vieler Pflanzen. Sie speichern Wasser und bilden so eine gallertartige Masse. Sie haben dann eine schützende und feuchthaltende Funktion und wirken reizmildernd auf Haut, Rachenraum, Lunge und Verdauungsorgane.

Phenole

Phenole sind entzündungshemmende und antiseptische Inhaltsstoffe, die in vielen Pflanzen gefunden werden. Tannin, das zu den Phenolen gehört, gibt zum Beispiel dem Wein seinen ganz eigenen Geschmack und Geruch.

Pflanzliche Hormone

Phytohormone werden in geringen Mengen von allen höheren Pflanzen gebildet. Sie sind organische Verbindungen, die als Botenstoffe Wachstum und Entwicklung der Pflanze steuern und koordinieren. Pflanzen mit viel Phytohormon sind zum Beispiel Hopfen, Rotklee und die Sojabohne. Die pflanzlichen Hormone helfen vor allem bei Menstruations- und Wechseljahresbeschwerden.

Vitamine

Vitamine sind äußerst wichtige organische Verbindungen, die wir mit der Nahrung aufnehmen müssen. Pflanzen brauchen keine Vitamine, sie können sie selbst synthetisieren. Wir Menschen hingegen benötigen dreizehn verschiedene Vitamine, von denen wir elf nicht selbst herstellen können, nur Vitamin D und Niacin synthetisieren wir selbst. Vitamine sind an vielen Stoffwechselvorgängen beteiligt und fördern Heilungs- und Regenerationsprozesse. Sie stärken das Immunsystem und sind unverzichtbar beim Aufbau von Zellen, Blutkörperchen, Knochen und vielem mehr.

Ein Gruß zum Schluss

Mit der easy Detoxkur tun Sie sehr viel für sich und Ihren Körper, und ich wünsche Ihnen viel Freude und viel Erfolg dabei! Wenn Sie mir von Ihren Erfahrungen berichten möchten, bin ich Ihnen sehr dankbar, und freue mich auch über Anmerkungen. Auf meiner Homepage www.laye.org finden Sie noch mehr Informationen über verschiedenste Themen, vor allem über EFT oder Klopfakupressur. Alles Gute!

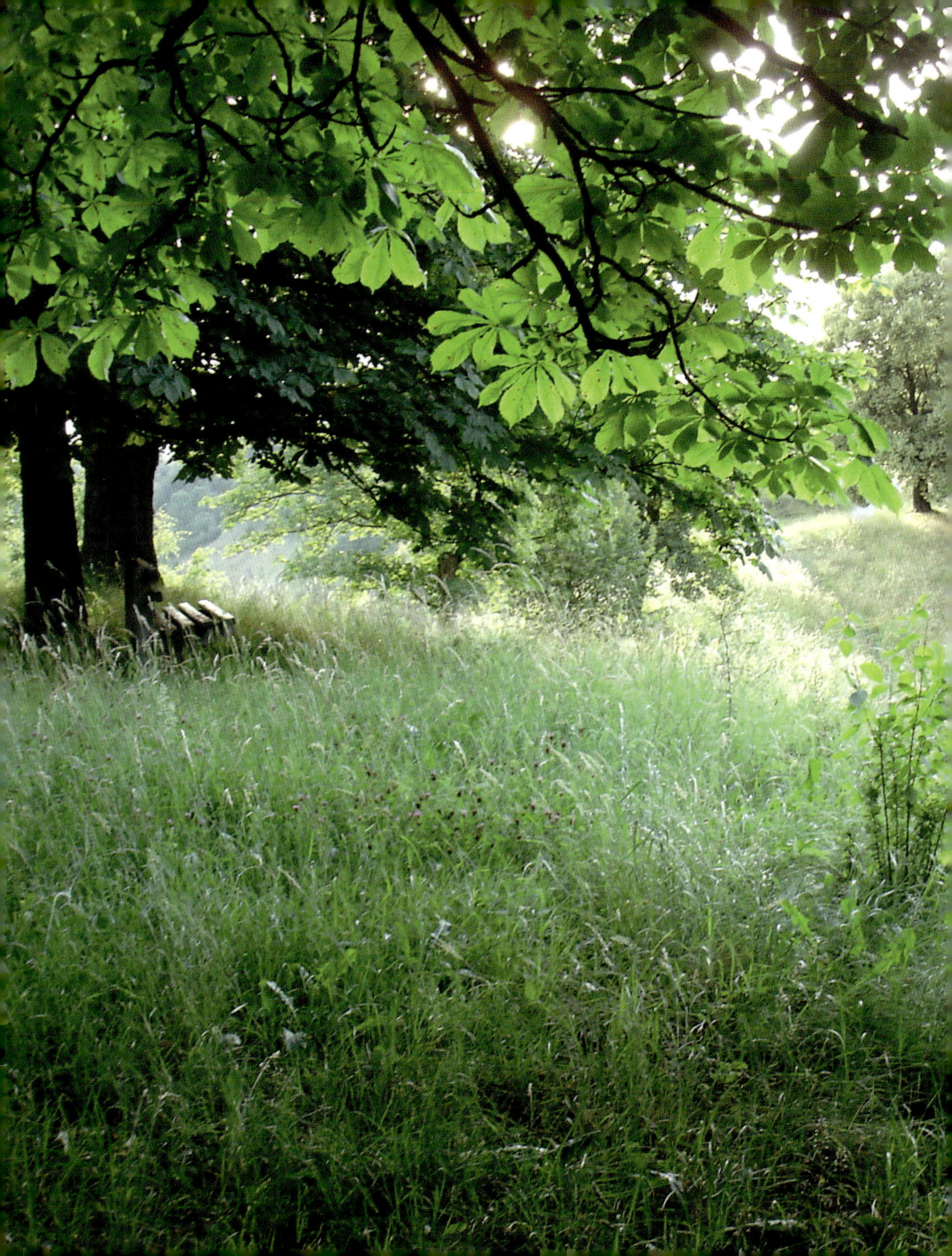

Hinweis

Die in diesem Buch enthaltenen Informationen wurden sorgfältig recherchiert und nach bestem Wissen und Gewissen wiedergegeben. Die Hinweise zu den Heilwirkungen der Pflanzen ersetzen aber keineswegs die Hilfe und den Rat eines Heilpraktikers oder Arztes. Die Autorin und der Verlag übernehmen aus keinem Rechtsgrund Haftung für unsachgemäße Anwendung, Schäden und Unfälle.

Impressum

Die Deutsche Nationalbibliothek verzeichnet diese Publikation in der Deutschen Nationalbibliographie;
detaillierte bibliographische Daten sind im Internet über http://dnb.d-nb.de abrufbar.

ISBN 978-3-9815898-3-2

Internet: www.laye.org

Umschlaggestaltung, Satz und Layout:
Gregor Julien Straube, Tübingen, lektorat.straube@web.de
Druck: Steinmeier, Deiningen

Bildnachweis

Fotolia U1 Vordergrund (fotoknips), 10 (Zerbor), 12(bit24), 17 (Smileus), 21 (evgenyatamanenko), 26 (Dan Race), 29 (EcoPim-studio), 33 (Nikokvfrmoto), 40 (TwilightArtPictures), 55 (SFG), 58 (emmi), 65 (drubig-photo), 67 (dream79), 70 (photocrew), 73 (Natalia Klenova), 77 (monticellllo), 82 (Kesu), 85 (superfood), 88 (Jens Ottoson), 89 (ArTo), 92 (Peter Atkins), U4 rechts oben (Smileus), U4 rechts unten (Konstiantyn)
Gregor Julien Straube U1, 4, 7, 8, 38, 44, 46, 48, 49, 51, 52, 53, 54, 56, 73, 106, U4
privat 5, 42, 68, 100

Wildkräuter-Smoothies: Pure Kraft aus der Natur
von Evelyne Laye

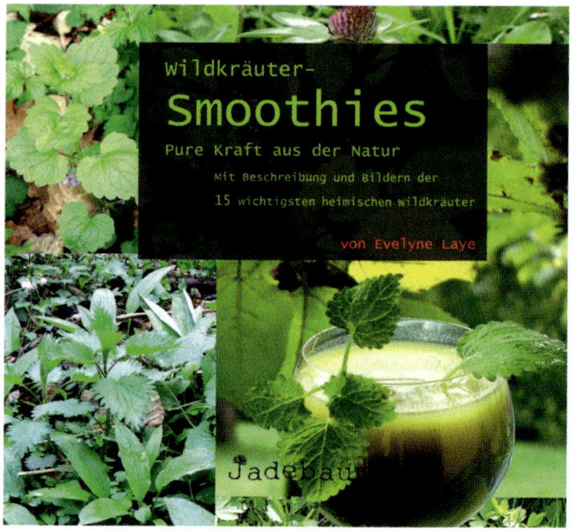

Schön, fit und gesund mit den fünfzehn wichtigsten Wildkräutern aus unserer Region.
Heimische Wildpflanzen mit ihren heilenden Kräften wachsen überall und sind leicht zu finden! Mit etwas Obst gemixt ergeben sie einen schnellen köstlichen Power-Drink, der Sie jeden Tag mit allen Nährstoffen versorgt, die Sie brauchen, um vital und leistungsfähig zu sein. Verwöhnen Sie sich und Ihre Lieben mit der grünen Kraft aus der Natur.
Mit genauen Beschreibungen der Wildkräuter, zahlreichen Farbfotos, vielen Rezepten und einem Erntekalender.

Bei der Autorin (www.laye.org), im Internet und in allen Buchhandlungen für 9,95 Euro erhältlich. Auch als Ebook für 6,99 Euro.

88 Seiten – ISBN 978-3-9815898-1-8

Nur keine Angst vor der Angst

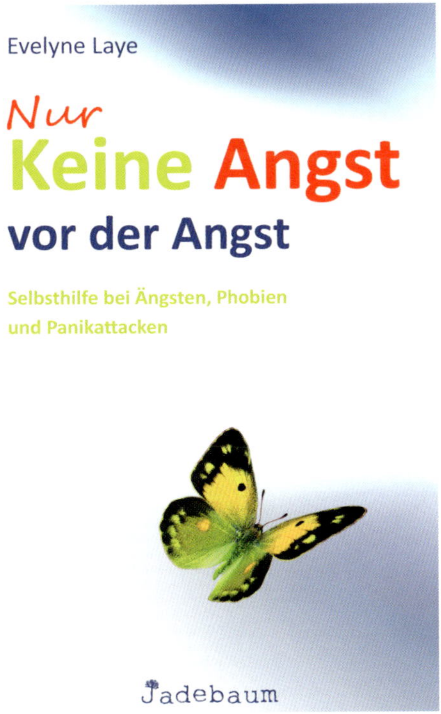

Ich habe in dem Buch alle meine Erfahrungen mit Menschen mit Ängsten hineingepackt, die ich über die letzten Jahre im Rahmen meiner therapeutischen Arbeit gemacht habe, und erzähle auch darüber, wie ich meine eigenen Panikattacken und Ängste, die ich vor ein paar Jahren hatte, überwunden habe. Das hier ist der Klappentext: Ängste, Phobien und Panikattacken sind in unserer Gesellschaft weit verbreitet und können den Betroffenen buchstäblich das Leben zur Hölle werden lassen. Doch es gibt effektive Wege hinaus aus der Angst! In diesem Buch erfahren Sie, woher die Angst kommt und finden eine fundierte Anleitung, wie Sie sich mit Ihren Ängsten – auch der Angst vor der Angst – auseinandersetzen und sie Schritt für Schritt loslassen können. So erfreuen Sie sich mehr Ihres Lebens und sind freier, es so zu gestalten, wie Sie es möchten!

Jadebaum Verlag, ISBN 978-3-9815898-2-5
9,95 Euro – 166 Seiten

Und hier noch ein weiteres Buch von mir:

Erfolgsblockaden einfach wegklopfen! So erreichen Sie Ihre Ziele mit EFT von Evelyne Laye

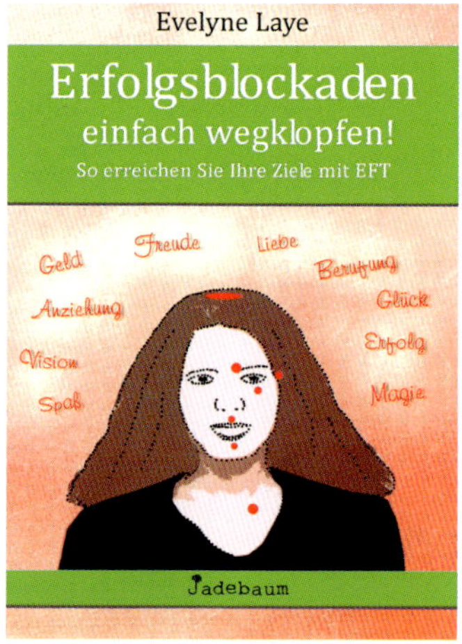

Ihr Weg zu Freude, Erfolg und innerer Freiheit
Sind Sie unzufrieden mit Ihrem Beruf? Ist es immer knapp mit dem Geld? Würden Sie sich gerne selbstständig machen, trauen sich aber nicht?
In diesem Buch zeige ich Ihnen, wie Sie schnell und auf einfache Weise emotionale und gedankliche Blockaden auflösen, die Ihre Ziele und Ihren Erfolg verhindern. Was wir in unserem Leben manifestieren und erleben, wird maßgeblich durch unsere Glaubenssätze und Überzeugungen bestimmt. Und genau da kann es schwierig werden, denn wir stehen uns mit dem negativen Ballast, den wir oft seit der Kindheit mit uns herumschleppen, selbst im Wege
Ob es die Angst vor Misserfolg oder Erfolg ist oder ein mageres Selbstbewusstsein, Mangeldenken oder Angst vor Veränderungen, in diesem Buch erfahren Sie, wie Sie die häufigsten Probleme bewältigen, die Sie auf Ihrem Weg finden.
Wir arbeiten mit der ebenso einfachen wie wirksamen Methode EFT oder Klopfakupressur, die sich bestens bewährt hat, um dauerhaft emotionale und mentale Blockaden zu lösen. Oft zeigt EFT schnell verblüffende Erfolge und lässt Sie die Freiheit spüren, die Sie gewinnen, wenn veraltete Überzeugungen einfach wegfallen. So können Sie frei entscheiden, was Sie in Ihr Leben ziehen möchten und Ihre Vision leicht verwirklichen.
Mit ausführlicher Klopfanleitung, zahlreichen ausformulierten Klopfsequenzen und wirksamen Energieübungen.

Nur als Ebook für 2,99 Euro erhältlich.